Petra Nispel

Mutterglück und Tränen

Depression nach der Geburt verstehen und überwinden

Mit einem Vorwort von
Dr. Veronika Windsor-Oettel

Herder
Freiburg · Basel · Wien

Für
Sabine und Dieter,
Heiko und Wiebke

Satz: Fotosetzerei G. Scheydecker, Freiburg im Breisgau
Druck und Einband: Freiburger Graphische Betriebe 1996
Gedruckt auf umweltfreundlichem, chlorfrei gebleichtem Papier
ISBN: 3-451-26150-2

Inhalt

Vorwort

Ein allgemeinverständliches Buch über nachgeburtliche Probleme von Müttern ist in Deutschland mehr als überfällig.

In den Niederlanden oder Großbritannien gab es schon vor zehn Jahren eine breite Angebotspalette gut lesbarer Bücher zu diesem Thema. Dort wurden auch fremdsprachige Bücher Jahre früher übersetzt als bei uns. Warum?

Dort gibt es Selbsthilfegruppen, Vereine, Krankenhausabteilungen, die speziell für diese Frauen und ihre Kinder eingerichtet wurden. Bei uns nicht. Warum?

Bis heute gibt es international keine einheitliche, anerkannte Definition für nachgeburtliche Probleme. Warum?

Wissenschaftliche Untersuchungen beschäftigen sich überwiegend mit der Frage, wieviele Frauen von welchen Symptomen betroffen sind, dennoch gibt es kaum Bemühungen, unterstützende, effektive Therapieformen zu finden. Warum?

Auch die Frau, die einen Geburtsvorbereitungskurs mitgemacht hat, wird wahrscheinlich nicht über mögliche nachgeburtlich auftretende psychische Schwierigkeiten informiert worden sein. Warum?

In der Literatur gibt es keine einheitliche Sichtweise bezüglich der Definitionen, Symptome, Ursachen und Behandlungsmöglichkeiten. Obwohl die ersten Symptombeschreibungen schon bei Hippokrates (um 460 vor Christus) zu finden sind, scheint hier immer noch unerforschtes Land zu sein.

Es gibt Autoren, die ein eigenständiges Krankheitsbild einer postnatalen Depression schlicht leugnen und meinen, daß nachgeburtliche Depressionen wie „normale" Depressionen zu verstehen sind, die in dem Menschen schon schlummerten und nur durch die Streßsituation zum Ausbruch kamen. Ich möchte die Frage, ob ein Baby-Blues, eine postnatale Depression oder postnatale Psychose als eine Krankheit, eine Störung oder eine Schwierigkeit zu bezeichnen ist, hier gerne ausklammern. Häufig wird in unserer Gesellschaft etwas krank genannt, was nur eine Minderheit betrifft oder nur eine Normabweichung ist. Denn prinzipiell ist zu fragen, was gesellschaftlich am akzeptabelsten ist. Fühlt sich eine Frau schon entlastet, wenn ihr der Arzt sagt, daß sie krank ist, oder fühlt sie sich dann erst recht deprimiert, hilflos, schlecht oder schuldig?

In Übereinstimmung mit der Forschungs-Literatur meine ich, daß es einen ganzen Katalog von Faktoren gibt, die eine postnatale Problematik auslösen können. Ich verstehe diesen Katalog aber individuell, das heißt jede Frau hat mehrere Faktoren unterschiedlicher Ausprägung, die zusammen ihre Probleme bewirken. Dabei halte ich einige Faktoren für universell:

Nach meinen Beobachtungen hat jede Frau mit postnatalen Schwierigkeiten zugleich auch hormonelle und Rollenprobleme. Ungeklärt bleibt hier die Frage, ob hormonelle Schwankungen psychische Schwankungen auslösen – oder umgekehrt – oder ob diese in Wechselwirkung stehen. Sicher ist nur, daß eine hormonelle Stabilisierung auch zu einer psychischen Stabilisierung führt.

Die Rollenprobleme sind gesellschaftlich produziert durch sich widersprechende Anforderungen, die damit unerfüllbar sind:

Eine Frau soll sich ganz ihrem Kind widmen, wird dann aber als uninteressante Nur-Hausfrau bezeichnet. Eine Frau mit Kind, die berufstätig und gesellschaftlich anerkannt bleiben will, muß sich als karriereorientierte, egoistische Rabenmutter bezeichnen lassen.

Nun zurück zu den anfangs aufgeworfenen Warum-Fragen. Die Antwort fällt mir nicht leicht, denn sie ist schmerzlich: Es geht **nur** um Frauen. Frauen leiden. Und es gehört in das gesellschaftliche Bild, daß sie leiden. Das fängt mit der Geburt an. Bei den zahlreichen Geburtsberichten und den von mir selbst durchlebten und den miterlebten Geburten, habe ich mich oft gefragt: Warum macht man/frau es den Frauen noch schwerer, als es ohnehin ist? Warum werden sie in solch einer schweren Situation noch entmündigt („Wir tragen hier die Verantwortung"), degradiert („Nun stell dich nicht so an, Mädchen"), beschämt („Was reingeht, geht auch raus") und alleingelassen („Wenn was ist, klingeln Sie"). Handelt es sich um einen verdeckten Initiationsritus, den wir bei anderen Völkern empört ablehnen würden?

Die mangelnden Kenntnisse sowohl der Frauen als auch der

Fachleute über postnatale Probleme führen dazu, daß die Frauen die „Schuld" ausschließlich bei sich suchen; sie meinen, sie seien verrückt, unfähig, eine gute Mutter und Ehefrau zu sein. Sie verstecken sich und leiden. Dabei hat Katharina Dalton in England seit über 40 Jahren positive Erfahrungen mit einer Hormontherapie gesammelt. Hat eine Frau in Deutschland schon etwas über Katharina Dalton gehört und fragt ihren Gynäkologen nach begleitender Hormonbehandlung, kann es passieren, daß sie sich einen Satz anhören muß wie : „Das hat nichts mit Hormonen zu tun, das ist im Kopf". Wenn eine Frau in ihrer tiefen Verzweiflung und Hoffnungslosigkeit dann ihrem Leben ein Ende setzt, gilt das rückwirkend als Beweis, wie krank und verrückt sie war. „Eine gute Mutter täte so etwas nie!"

Zurück zu den Warum-Fragen:

Es gibt keinen vernünftigen Grund, warum es in fast jeder Stadt z.B. eine Aids-Beratungsstelle gibt, aber für Frauen mit PND in ganz Deutschland nichts. Es gibt keinen vernünftigen Grund, warum in die Erforschung von Aids oder Krebs Millionen von Mark investiert werden, in die von Baby Blues, PND oder PNP kein Pfennig. Postnatale Depressionen und Psychosen kosten Menschen das Leben, haben konkrete negative Auswirkungen auf die Umgebung der Betroffenen und die nachfolgende Generation. Es ist höchste Zeit, bei Auftrittshäufigkeiten von bis zu 50 Prozent für postnatale Depressionen Geld zu investieren, um zu helfen und zu heilen. Es ist von größter Wichtigkeit nicht nur für die Frauen, sondern auch für ihre Männer und Kinder. Es gibt inzwischen Gruppen und Behandlungskonzepte für Kinder psychisch kranker Eltern, aber nicht speziell für Frauen mit nachgeburtlichen Problemen.

Unsere Gesellschaft scheint nicht erkennen zu wollen, daß das „Natürlichste der Welt", die Mutterschaft, so problembehaftet ist. Frauen gehen bekanntermaßen eher in die Depression und wählen die stille Selbstvernichtung, statt aggressiv und fordernd in die Öffentlichkeit zu gehen.

Darum ist dieses Buch so enorm wichtig. Wichtig für die betroffenen Frauen und Männer, damit sie begreifen: Wir sind nicht allein. Dies ist nicht nur unser persönliches Schicksal. Wir sind nicht verrückt, uns machen allenfalls die Bedingungen verrückt. Dieses Buch ist ebenso wichtig für Frauen und Männer, die noch keine Eltern sind. Damit sie wissen, was für Probleme auf sie zukommen können, und daß diese lösbar sind.

Dieses Buch ist so wichtig, damit Frauen nicht Sätze schreiben müssen wie Phyllis Chesler:

„Eine Frau, die allein ist, ist eine Mutter. Eine Mutter ist eine Frau, die allein ist.“

Noch ist dieser Satz harte Realität. Aber er darf nicht Realität bleiben.

Veronika Windsor-Oettel

Einleitung

Wem soll dieses Buch helfen? Ich schreibe in erster Linie für Frauen, die nach der Geburt eines Kindes, unabhängig davon, ob es sich um das erste oder das fünfte Kind handelt, in eine Lebenskrise eintauchen, die sie zu diesem Zeitpunkt nie erwartet hätten: Die erhoffte Freude wird von Tränen verdrängt, statt Zuversicht schleichen sich zunehmend Ängste ein, an die Stelle vermeintlich überquellender Mutterliebe rücken zwiespältige Empfindungen. Schuldgefühle und Selbstzweifel machen sich schließlich breit, denn eigentlich sollte frau doch glücklich sein. Wir sprechen von der sogenannten postnatalen Depression[1], die jederzeit im ersten Jahr nach der Geburt eines Kindes entstehen kann, und von der viele Frauen mehr oder weniger betroffen sind.

Ich schreibe auch für Frauen, die sich ein Kind wünschen. Denn in dem Maße, wie eine Mutter heutzutage ausführlich über die Säuglingspflege informiert wird, sollte in ebenso sachlicher Form auf das mögliche Einschleichen postnataler Probleme hingewiesen werden. Allgemein bekannt ist, daß ein Baby Freude und Glück bringt. Das soll auch nicht in Frage gestellt werden. Doch gibt es immer zwei Seiten der Medaille: Weniger bekannt sind nachgeburtliche Depressionszustände. Je realistischer die Erwartungen hinsichtlich des neuen Lebensabschnittes ausfallen, desto weniger enttäuscht und frustriert wird frau sein, wenn plötzlich alles ganz anders kommt.

Selbstverständlich wende ich mich auch an die Väter bzw. Partner, um ihnen zu erklären, warum ihre Frau oder Freundin in ein Gefühls-Chaos gerät, für das sie nicht verantwortlich ist. Die jeweiligen Familienangehörigen sowie nahe Freundinnen und Freunde der Mutter müssen erfahren, wie die beeinträchtigte seelische Verfassung zu verstehen ist. Die Kenntnisse um das Wesen der postnatalen Depression bilden die Grundlage, auf der eine angemessene Hilfe und Unterstützung geleistet werden kann.

Und schließlich richte ich mein Wort an alle Fachleute, die in irgendeiner Form vor und nach der Geburt eines Kindes mit Müttern zu tun haben, wie z.B Gynäkologen, Allgemeinmediziner, Kinderärzte, Hebammen, Krankenpflegerinnen, Stillberaterinnen. Trotz der Häufigkeit des Auftretens der postnatalen Depression wird diesem Erscheinungsbild nach wie vor wenig Aufmerksamkeit geschenkt, so daß viele Frauen mit ihren nachgeburtlichen Schwierigkeiten sich selbst überlassen sind. Das Gleiche gilt für Therapeuten, an die sich so manche Frau in ihrer Not wendet. Ich möchte in diesem Zusammenhang einen dringenden Appell an die verschiedenen Fachgruppen richten, der postnatalen Problematik jenen bedeutenden Stellenwert einzuräumen, der ihr gebührt.

Warum schreibe ich dieses Buch? Anlaß war die Depression meiner Schwester vor einigen Jahren, unter der sie nach der Geburt ihres zweiten Kindes gelitten hatte. Niemand war darauf vorbereitet, sie selbst am allerwenigsten. Warum weinte sie, anstatt sich zu freuen, wo sie doch nun ihr zweites Wunschkind in den Armen hielt? Warum war sie so traurig, wo es doch so offensichtlich keinen Grund dafür gab? Warum hielt sie sich für eine schlechte Mutter, obwohl sie so liebevoll mit ihren Kindern umging? Warum war sie gerade jetzt so niedergeschlagen, sie, die nie unter Depressionen gelitten hatte? Warum zweifelte sie an ihren gesamten Fähigkeiten, obwohl sie es doch auch immer verstand zuzupacken? Fragen über Fragen, auf die uns niemand eine Antwort geben konnte. Eine Odyssee von Arzt zu Arzt, von Therapeut zu Therapeut begann. Der Begriff postnatale Depression ist nie gefallen. Per Zufall stieß ich irgendwann auf das Buch von Carol Dix, das gerade neu aufgelegt worden war. Es fiel mir wie Schuppen von den Augen. Dort wurde genau beschrieben und erläutert, was auf meine Schwester zutraf: Depression nach der Geburt. Weitere Fragen taten sich auf: Warum ist es möglich, daß in anderen Ländern, wie z.B. England und Amerika, die postnatale Depression kein Fremdwort ist? Warum gibt es dort vielfältige Einrichtungen, die betroffene Mütter unterstützen, bei uns aber nicht? Wie kommt es, daß woanders öffentlich darüber geredet und diskutiert wird? Hinsichtlich der postnatalen Depression ruht Deutschland in einem Dornröschen-Schlaf.

Wir entschlossen uns dazu, mit diesem Thema an die Öffentlichkeit zu gehen. Nie hätte ich mit solcher Resonanz gerechnet.

Hunderte von Briefen trafen ein. Sie kamen aus allen Bundesländern, aus Großstädten wie aus kleinen Dörfern. Bewegende Briefe von Frauen, die nach der Geburt ihres Kindes mitten in der Krise steckten bzw. diese bewältigt hatten. Sie konnten es kaum glauben, daß endlich ihre Belange publik gemacht wurden, wo sie sich doch alle als traurige Einzelfälle in einer Welt von anscheinend ausschließlich glücklichen Müttern wähnten. Viele schrieben, daß sie zum ersten Mal erkannten, daß ihr Zustand einen Namen trägt, und daß es anderen Frauen auch so erging. Verzweifelte Ehemänner, Mütter und Väter betroffener Töchter, Schwiegereltern, Schwestern, Brüder, Cousinen, Cousins, Freundinnen und Freunde schrieben und baten um Hilfe.

Jetzt war ich wieder ratlos. Kannte ich doch zu dem Zeitpunkt selbst nur eine Handvoll Fachleute, die mit der postnatalen Depression vertraut waren. Aber die Frauen brauchten Hilfe vor Ort. Mehrere überregionale Zusammenkünfte wurden organisiert und viele Frauen kamen. Diese Initiative gab den Anstoß zur Bildung von Selbsthilfegruppen und zur Gründung des Vereins „Schatten & Licht – Krise nach der Geburt". Frauen wollen nicht länger schweigen. Sie werden aktiv: Info-Blätter werden in Arztpraxen verteilt, Artikel in Zeitschriften veröffentlicht, Vorträge organisiert, sie wenden sich an die Medien wie Radio und Fernsehen, selbst auf eine „Baby"-Messe wagte sich eine frischgebackene Selbsthilfegruppe und fand viel Anklang.

Auch wenn sich schon einiges in der kurzen Zeit bewegt hat, steckt vieles noch in den Anfängen. Wir sind noch weit davon entfernt, uns dem Aufklärungsgrad anderer Länder zu nähern.

Das vorliegende Buch ist ein Produkt gesammelter Kenntnisse und Erfahrungen aus den letzten Jahren. Sie basieren auf Literaturrecherche, auf Gesprächen mit Fachleuten und auf unzähligen Kontakten mit betroffenen Frauen (über Briefe, Telefonate, persönliche Bekanntschaften). Speziell für die Ausarbeitung des Buches wurde eine Fragebogen-Aktion durchgeführt, die sich mit gezielten Fragen an ca. hundert Frauen wandte. Leider konnten nicht alle Beiträge aufgenommen werden, weil es ansonsten den Rahmen des hier Möglichen gesprengt hätte. Um die Privatsphäre zu schützen, sind die Namen verändert worden. Im Anhang befindet sich ein kurzer Überblick über die Frauen, deren Stellungnahmen in dieses Buch eingeflossen sind.

Ich möchte mich an dieser Stelle bei allen bedanken, die zur Entstehung des Buches beigetragen haben: In erster Linie geht mein Dank an alle Frauen und Mütter, die mir bereitwillig und offen ihre nachgeburtliche Krise schilderten. Die dadurch gewonnenen Einblicke, Einsichten und Perspektiven verleihen dem Buch die erforderliche Bandbreite, Objektivität und Anschaulichkeit, um die ich mich bemüht habe. Ich danke auch allen Fachleuten, die hier zu Wort kommen, und die durch persönliche Gespräche ihr fundiertes Wissen zur postnatalen Problematik den Leserinnen und Lesern zur Verfügung stellen.

Mein Dank geht gleichfalls an meine Lektorin Monika Nadler, die das Erscheinen dieses Buches überhaupt ermöglichte und mir durch ihre vielen konstruktiven Ratschläge zur Seite stand.

Und schließlich danke ich meinen Eltern, meiner Schwester, meinen Brüdern und meinem Lebensgefährten für die stetige emotionale Unterstützung.

Teil I
Zufriedene Mütter, zufriedene Babys

1. Traum bleibt Traum

„Kurz nach meinem 21. Geburtstag merke ich: Ich bin schwanger! Der Test ist zunächst negativ, doch mein Gefühl täuscht mich nicht.

Mein Freund und ich kennen uns gerade acht Monate, und obwohl mir von Anfang an klar war: ‚Mit dem willst du Kinder haben' ist mir nun doch mulmig. Jetzt, wo mein Traum Wirklichkeit wird, hat er eine erschreckende Endgültigkeit. Die ersten drei Monate ist mir permanent schlecht, ich muß mich mehrfach am Tag übergeben. Doch als dies vorbei ist, kann nichts mehr meine Euphorie bremsen. Auch mein Freund freut sich. Er studiert noch, und so glauben wir, Kind und Haushalt wunderbar gemeinsam versorgen zu können. Ich male mir aus, wie schön alles sein wird, zu dritt. Es ist eine klare Sache, daß unser Baby auf ‚sanfte Weise' in einem Krankenhaus mit Tag-und-Nacht-Rooming-In auf die Welt kommen soll. Wir werden es im Tragetuch tragen, mit Stoff wickeln und in unserem Bett schlafen lassen. Obwohl ich gerne arbeite – ich bin Erzieherin in einem Heim für behinderte Kinder – freue ich mich sehr auf die Zeit zu Hause. In meiner Vorstellung ist es das Schönste, was es für mich geben kann: liebevoll mein Kind versorgen, miterleben, wie es wächst und gedeiht, Brot backen, Gemüse anbauen …

Ich fühle mich glücklich, schön und erfüllt mit meinem Bauch. Über die Probleme und ‚Wehwehchen" der Schwangeren in meinem Vorbereitungskurs kann ich mich nur wundern. Ich fühle mich topfit! Skeptische Bemerkungen meiner Eltern, Freunde, Arbeitskollegen schiebe ich unbekümmert beiseite. Für alle Probleme, die eventuell auftauchen werden, finde ich eine positive Sichtweise. Von einem Freund auf den Streß und die schlaflosen Nächte mit einem Baby angesprochen, denke ich nur : ‚Dann lege ich mich halt tagsüber hin. Da schläft das Baby ja auch'. Daß ich mich von so einem ‚Kleinwutz' überfordert fühlen könnte, kommt mir erst gar nicht in den Sinn. Schließlich bin ich mit

25 Kindergartenkindern zurechtgekommen, ganz zu schweigen von den fünf Schwerbehinderten im Heim. Dann kriege ich das mit einem Kind, noch dazu mit meinem eigenem, doch lässig hin! Daß es da aber keinen Antrag auf Urlaub, kein ungestörtes Wochenende gibt, habe ich glattweg übersehen. Natürlich habe ich in anderen Familien mitbekommen, daß das Kinderhaben kein reines Zuckerschlecken ist. Zu meiner Schande muß ich gestehen, daß ich mir in solchen Momenten einfach gedacht habe: ‚Naja, bei denen ... Bei uns wird das sicher anders!' Beim Thema ‚Baby' habe ich automatisch eine rosa Brille auf. Oder ist es eine typische Erscheinung bei Schwangeren, daß man solche negativen Aspekte vom Kinderkriegen erst gar nicht an sich ranläßt?" (Angelika)

Diese Frage möchte ich gerne an Sie weitergeben. Lassen Sie uns gemeinsam nach einer Antwort suchen. Neun Monate haben Sie Zeit, um sich auf die Geburt Ihres Kindes vorzubereiten. Pläne werden geschmiedet, Vorkehrungen getroffen. Sie kaufen sich Zeitschriften und Bücher über Säuglingspflege und Kindererziehung. Wißbegierig nehmen Sie alle Informationen und Ratschläge auf. Schließlich wollen Sie alles richtig machen, eine gute Mutter werden. Zärtlichkeit durchströmt Sie beim Anschauen der vielen schönen Bilder: glückliche Mütter mit strahlendem Baby in allen Positionen.

Kein Gedanke wird daran verschwendet, daß es sich eventuell doch nur um eine Momentaufnahme handeln könnte, die nur einen kleinen Ausschnitt vom Leben als Mutter widerspiegelt. Mit dem Bestand an Fachliteratur wächst allmählich der Bauch. Der wachsende Bauch symbolisiert eine untrennbare Einheit und eine tiefe Verbundenheit mit Ihrem ungeborenen Kind. Diese Übereinstimmung weckt Erwartungen auf eine ungebrochene Fortsetzung des gemeinsamen Bandes nach der Geburt. Und am Ende Ihrer Schwangerschaft werden Sie das verinnerlicht haben, was Ihnen die verschiedenen Medien mit Unterstützung Ihrer Vorstellungskraft unterschwellig eingeflößt haben:

– Nach der Geburt müssen Sie überströmen vor lauter Glück, denn schließlich haben Sie gerade ein gesundes Kind in die Welt gesetzt. (Ausgenommen, wenn es sich um ein krankes Kind oder gar um eine Totgeburt handelt, wird der Mutter noch eine gewisse Zeit der Sorge, des Kummers und der Trauer eingeräumt.)

– Wie auf Knopfdruck muß sich mit der Geburt die Mutterliebe einstellen. Daß Liebe Zeit braucht, wachsen muß und manchmal auch ambivalente Gefühle beinhaltet, wird der Mutter-Kind-Beziehung abgesprochen.
– Selbstverständlich sind Sie bereits ungefähr fünf Tage nach der Geburt (ob schwer oder nicht) vollkommen erholt. Sie sollen sich zusammenreißen, die Schmerzen vergessen und sich um Ihr Kind kümmern.
– Es wird von Ihnen erwartet, daß Sie jederzeit gerne stillen, da das für eine gesunde Entwicklung des Säuglings am besten sei.
– Es wird vor allem vorausgesetzt, daß Sie bereitwillig auf Beruf und eigene Interessen verzichten. Denn das Wohl des Kindes steht immer über dem Wohlergehen der Mutter.
– Und natürlich gibt es da noch den angeborenen Mutterinstinkt, der aus der biologischen Fähigkeit der Frau zur Mutterschaft abgeleitet wird. Demnach wird es Ihnen gelingen, allen Aufgaben rund um die Säuglingspflege und Kindererziehung bestens gewachsen zu sein. In jeder Situation treffen Sie die richtigen Entscheidungen. Was „richtig" ist, wird dabei von „Säuglingsexperten" vorgeschrieben.

Was ist nun aber, wenn Sie den hochgesteckten Idealen und Erwartungen nicht entsprechen? Was ist, wenn Sie an einen Punkt anlangen, wo Sie sich sagen müssen: „So hatte ich es mir nicht vorgestellt!" Eine Seifenblase zerplatzt an der harten Realität des Mutterseins, auf die Sie nicht angemessen vorbereitet waren:

„Ich denke, Auslöser für meine Krise war die Diskrepanz zwischen der Vorstellung, die ich von meinem Leben mit dem Baby hatte, und der Wirklichkeit. Es ist nicht immer rosig, wenn man ein Kind hat. Aber genau das habe ich mir vorgestellt: Watteweiche rosige, zärtliche Stunden mit meinem friedlich schlummernden Baby und ich als glückliche Mutter freudestrahlend über das ganze Gesicht. Kein Gedanke an ein stundenlang schreiendes Baby, an Unzulänglichkeitsgefühle, an völlige Übermüdung durch schlaflose Nächte, an ein Rund-um-die-Uhr-Gebrauchtwerden. Kein Gedanke an die Isolation, an das sehnsüchtige Warten auf den Ehemann abends, damit mal wieder mit einem Erwachsenen ein Wort gewechselt werden kann. Kein Gedanke an all das, was mit Kindern leben auch heißen kann. Sicher, es gibt die zärtlichen Stunden – aber eben nicht nur. Wie alles, hat auch das Mutter- oder Elternsein zwei und noch mehr Seiten. Das war mir vorher nicht klar,

bzw. nicht in dem Ausmaß. Ich hätte nicht gedacht, daß es einen so fordern könnte.“ *(Ina)*

Hartnäckig halten sich in der Öffentlichkeit romantisierende Vorstellungen über die Mutterrolle. Die Schattenseiten bleiben ausgeklammert oder werden nur am Rande berührt. Die Medien verdecken und verharmlosen, so daß zwangsläufig der Eindruck entstehen muß, als sei das Leben mit einem Kleinkind ausschließlich von Freude und Glück erfüllt. Damit wird auch die oben gestellte Frage beantwortet: Sie haben überhaupt keine Chance darüber nachzudenken, ob Sie selbst – als Frau und Mutter – in eine Krise geraten können, die Ihr Seelenleben in einer Art beeinflußt, wie Sie es sich nie hätten vorstellen können. Probleme, die mit dem Kind in Zusammenhang stehen, werden von A–Z beleuchtet. Nur wie es der Mutter dabei geht – danach fragt kaum jemand. Die Schonzeit „Schwangerschaft" ist vorüber (schließlich ging es um das „Produkt Kind"), Sie haben Ihre Aufgabe erfüllt und müssen jetzt zusehen, wie Sie klarkommen – eingedeckt mit viel Literatur über das Glück und die Zufriedenheit, eine Mutter zu sein. Sicherlich kommt hinzu, daß sich Schwangere nur ungern mit möglichen Schwierigkeiten nach der Geburt auseinandersetzen wollen.

Die Entscheidung für das Kind ist gefallen und alles, was in eine negative Richtung geht, erscheint bedrohlich und wird von daher ausgeblendet. Das ist eine verständliche Reaktion.

Dennoch sollte jede Frau wissen, daß mit der Geburt eines Kindes einschneidende Änderungen einhergehen, die sich auf verschiedenen Ebenen abspielen:

Die bisherige **Zeit**einteilung, in der frau bestimmten Pflichten, Aufgaben oder Zerstreuungen nachgegangen war, hat auf einmal ihre Gültigkeit verloren. Sie wird abgelöst durch eine endlose Aneinanderreihung sich wiederholender Tätigkeiten rund um die Säuglingspflege. Dabei zerrt der unterbrochene Schlaf unerbittlich an den Nerven.

Das Kind verändert **Beziehungen**, vor allem zum eigenen Partner. Viele Paare fallen der Illusion zum Opfer, daß sich mit der Geburt ihres Nachwuchses das gemeinsame Band (ob locker oder nicht) festigt. Aber statt Erfüllung und ein tiefes Verständnis füreinander zu erfahren, kann die neue Familiensituation zu einer harten Belastungsprobe für Mann und Frau werden.

Einer immer noch gängigen **Rollenverteilung** folgend, bleibt die Mutter mit dem Neugeborenen allein zu Haus und hadert mit ihrem persönlichen Mutterbild. Die alte tief verwurzelte Vorstellung von Mutterschaft – wie sie noch von unseren eigenen Müttern und Großmüttern vorgelebt worden ist – harmoniert nicht mit der neuen, mühsam errungenen Position der Frau, die andere Werte geschaffen hat: eine sich zumindest annähernde Gleichberechtigung, Unabhängigkeit, berufliche Erfüllung.

Daneben kreisen die Gedanken permanent um das Wohl und die Zukunft des Kindes. Mit der neuen Verantwortung ist eine **Endgültigkeit** verbunden, die manche Frau erschrecken läßt. Es gibt kein zurück mehr: einmal Mutter – immer Mutter.

Schließlich verändert sich mit Schwangerschaft und Geburt der eigene **Körper**. Seine vorherige Festigkeit mußte Veränderungen weichen, die manchmal eine Frau als unschön, zeitweilig auch als schmerzhaft empfindet.

Weniger sichtbar, doch deswegen nicht weniger spürbar, sind die großen **hormonellen Umwälzungen**, die mit der Geburt einsetzen und das Seelenleben in ungeahnter Weise beeinträchtigen können.

Angesichts der hier nur angedeuteten Prozesse, die durch die Geburt manchmal von einem Tag auf den anderen ausgelöst werden, kann sich der „Baby-Traum" zu einem regelrechten „Baby-Schock" entwickeln. Mit Neid müssen doch die strahlenden Super-Mütter in der Werbung betrachtet werden: nie ungeduldig, nie gereizt, nie mit einem schreiendem Baby, nie mit Spinatflecken übersät. Wie schaffen sie das bloß? Selbstzweifel und Schuldgefühle keimen auf und ebnen den Weg für die unmerkliche Wandlung von einer ehemals selbstbewußten Frau zur verzagten Mutter.

2. Die gute Mutter – ein Produkt ihrer Zeit

„Schuld an der Misere ist sicher auch das Mutterbild in der Gesellschaft. Eine Mutter hat glücklich zu sein, sich für die Ihren aufzuopfern und lebt allein nur durch ihre Kinder, tut alles für die Kinder, ist stets überglücklich, sie zu haben, und hat sich nach nichts anderem mehr zu sehnen. Und wehe, dem ist nicht so: Rabenmutter! Eine Mutter darf nie wütend sein auf ihre Kinder, muß stets für alles Verständnis haben, kurzum: Die Glucke schlechthin.

Und woran die Mutter an allem schuld ist, wenn die dann erwachsenen Kinder ihr Leben verkorksen! Sie hat sie nicht wirklich geliebt, sie hat ihnen dies und jenes angetan! Es ist ja so einfach, alles auf die Mütter zu schieben.

Man sollte es anders sehen: Eine Mutter ist in erster Linie eine Frau – ein Mensch mit eigenem Leben, mit Gefühlen, Bedürfnissen, Erfahrungen – eben allem, was einen Menschen ausmacht. Und dann erst Mutter. Das hieße, daß man die Mutter von ihrem hohen – zu hohen – Sockel herunterholt und sie das sein läßt, was sie ist: Eine Frau mit Kindern – nicht mehr und nicht weniger." *(Ina)*

Es ist nachvollziehbar und verständlich, wenn Sie angesichts Ihres kleinen hilflosen Babys den Wunsch hegen, alles hundertprozentig richtig machen zu wollen. Doch das Bemühen um dieses Ideal ist von vornherein zum Scheitern verurteilt. Viele Mütter fallen ihrem ausgeprägtem Perfektionsstreben zum Opfer, das nicht allein durch die Mamis aus der Pampers-Werbung hervorgerufen wird, sondern auch durch eine Vielzahl wohlmeinender Experten, die die totale Selbstaufgabe und Hingabe der Mutter zum moralischen Imperativ erheben. Das bedeutet konkret: Wenn die Mutter nicht den derzeitig aktuellen Erziehungsmethoden und Ratschlägen in der Säuglingspflege und Erziehung folgt, besteht die Gefahr, daß das Kind irreversible emotionale Schäden davonträgt. Die gleiche Suggestionskraft haben Bekleidungsindustrie, Spielzeugindustrie und Babynahrungsindustrie, die ihre eigenen Normen propagieren.

Wie ein Damokles-Schwert schwebt der allgegenwärtige Mutter-Mythos über den Köpfen der Frauen. Unerbittlich stellt er seine Forderungen und legt mehr oder weniger deutlich nahe, daß die Mutter etwas falsch gemacht hat, wenn irgendetwas mit dem Baby nicht stimmt.

„Unser derzeitiges Konzept der perfekten Mutter ist wie jede Ideologie ein Kulturprodukt, zeitgebunden und hoffnungslos der Mode unterworfen. Und Moden ändern sich", schreibt die amerikanische Psychologin Shari Thurer in ihrem hervorragend recherchierten Buch über den „Mythos Mutterschaft".[2] Sie weist nach, daß das Mutterbild von der Vorgeschichte bis zur Gegenwart einem ständigen Wandel unterworfen war. Von Epoche zu Epoche ändern sich die Erwartungen, die an eine „gute" Mutter gestellt werden: in der Psychologie, in Erziehungshandbüchern, in der Kulturgeschichte, der Kunst, in Anthropologie und Religion. Anhand vorherrschender politischer und sozialer Bedingungen legt der jeweilige „Zeitgeist" seine eigenen Maßstäbe zugrunde. Am Ende der Wanderschaft durch die Geschichte sich wechselnder Mutterbilder steht das Mutterideal des 20. Jahrhunderts, das in einer bis dahin noch nie gekannten Weise die Mutter mit unrealistischen und sentimental verklärten Ansprüchen überschüttet, denen sie sich kaum zu entziehen vermag. Noch nie gab es eine derartige Fülle von Handbüchern über Kindererziehung, die zudem auf eine Frage viele verschiedene Antworten parat haben. Letztendlich haben sie eines gemeinsam: Die Unterordnung der Mutter unter die Bedürfnisse des Kindes und ihre Selbstverwirklichung in der Kindererziehung. Der Mythos räumt zwar ein, daß es auch berufstätige Mütter geben muß. Aber dieses Recht wird nur als notwendiges finanzielles Übel anerkannt. Eine Mutter allerdings, die gerne und freiwillig einem Beruf nachgeht, wird in die Kategorie „Rabenmutter" eingeordnet. Sie läßt ihr Kind im Stich und das wird früher oder später negative Konsequenzen für seine Entwicklung zeitigen. Daß es für ein Kind eine bereichernde Erfahrung sein kann, von verschiedenen Menschen betreut und geliebt zu werden, scheint nicht zur Debatte zu stehen: „Außerdem ignoriert der Rat der Kinderexperten aufs eklatanteste die erschöpfenden Studien aus zwei Jahrzehnten, die keinerlei Beweise für die negativen Folgen von Tagesbetreuung erbracht haben", stellt Thurer fest.[3]

Allein in den letzten 50 Jahren haben sich die Erziehungsideale drastisch geändert: das Konzept von „Strenge und Disziplin" mußte den Prinzipien „Freiheit und Einfühlsamkeit" weichen. Während zu Zeiten unserer Großmütter die Erziehungsziele darin bestanden, wohlerzogene, höfliche Kinder mit tadellosen Manieren hervorzubringen, schlagen sich die Mütter heutzutage mit der unbarmherzigen Aufgabe herum, jeglichen seelischen Druck auf ihre Kinder zu vermeiden. Die freie Erziehung des Kindes führte zur eingeschränkten Freiheit der Mutter: Strikte Fütterungszeiten, Laufstall, mütterliche (nicht die väterliche) Abwesenheit sind verpönt. Den anstehenden Bedürfnissen des Kindes muß in jeder Situation Rechnung getragen werden – und das erzeugt wahrlich jede Menge physischen und psychischen Streß.

Sicherlich stellen die Erziehungstraktate durchaus eine wichtige Quelle an Informationen über Gesundheits- und Verhaltensfragen dar. Doch werden die Ratschläge in einer Art formuliert, als besäßen sie eine unumstößliche Endgültigkeit. Das Resultat ist, daß frau unter Umständen nicht mehr in der Lage ist, ihr eigenes Mutterschaftskonzept zu entwickeln, das beide Seiten gleichermaßen berücksichtigt: Kind **und** Mutter. Es gibt kein Patentrezept, das Babys glücklich macht, und es gibt keine ewige Wahrheit darüber, wie sich eine gute Mutter zu verhalten hat. Was heute als gut und richtig gilt, kann morgen schon Schnee von gestern sein.

3. Worüber niemand spricht

Nach Ansicht vieler AutorInnen dient die heutige Propagierung von Mütterlichkeit dem Ziel, die Frauen in ihre Schranken zu verweisen – gerade in einer Zeit, wo sie mehr sein wollen als nur Hausfrau und Mutter.

Der Schleier von Mystik, den die Gesellschaft der Mutterfigur umgelegt hat, ruft Verunsicherung, Versagensängste und Schuldgefühle hervor. Der Mythos gestattet keine sogenannten „negativen" Gefühle wie Enttäuschung, Zweifel, Aggressionen, Depressionen – obwohl diese Emotionen zum Menschsein gehören, aber eben nicht zu einer Mutter. Sicherlich werden Ihnen in abgeschwächter Form bestimmte Gefühlsregungen durchaus zugestanden: Sie dürfen mal ärgerlich, verstimmt oder gar mürrisch sein. Aber intensivere Gefühle dieser Art kleiden eine gute Mutter denkbar schlecht und sind absolut inakzeptabel. Da mütterliche „negative" Stimmungen in unserer Gesellschaft keine Daseinsberechtigung haben und von daher auch nicht erwartet werden, fallen immer mehr Frauen nach der Geburt in ein seelisches Tief. Es ist das Resultat eines breiten Gefälles zwischen glorifiziertem Mutter-Ideal und harter Mutter-Realität. Beide Welten prallen unsanft aufeinander, was nicht ohne Folgen sein kann, weder für die Mutter noch für das Kind.

Und der Mutter-Mythos zieht noch weitere Kreise. Das verklärte Mutter-Image kann nicht nur als Mitverursacher von Depressionen gelten, sondern diese zusätzlich noch verstärken. Eine traurige oder depressive Mutter kann es nicht geben. Mütter müssen immer stark sein und Sicherheit geben. In den meisten Fällen wird den Frauen unterstellt, schon vor der Geburt zu Depressionen geneigt zu haben.

Innere Schwäche, Unselbständigkeit und Unfähigkeit, mit den neuen Belastungen fertig zu werden, dienen ebenfalls als gängige Erklärungsmuster für Verhaltensweisen, die nicht mit dem herrschenden Mutterbild übereinstimmen.

Ist es da ein Wunder, daß sich die betroffenen Frauen noch mehr in ihr Schneckenhaus zurückziehen? Sie fürchten Unverständnis und ablehnende Reaktionen. Sie haben Angst, für verrückt gehalten zu werden. Selbst nahestehenden Menschen vermögen sie sich kaum anzuvertrauen. Da Depressionen nach der Geburt nicht vorkommen dürfen, leiden die Frauen im Verborgenen – überfrachtet mit Schuld- und Schamgefühlen. Als „smiling depression" bezeichnet Dr. Joan Sneddon[4] aus England das Phänomen, die wahren Gefühle und Gedanken mit einem Lächeln zu maskieren:

„Nach außen hin merkte man mir meine Krise überhaupt nicht an. Von vielen Seiten kamen Aussagen wie: ‚Seit der Geburt von Tobias wirkst du so ausgeglichen', ‚Du bist viel schöner geworden', etc. Ich hatte mich gegenüber anderen total im Griff, doch innen tobte die Panik."

(Monika)

„Viele Menschen in meinem Umkreis wußten nicht, daß ich so gravierende Probleme hatte. Ich nahm an, es würde keiner verstehen und man würde mich verurteilen, weil das Bild von einer jungen Mutter so völlig anders war. Mit meinem Mann habe ich oft über meine Empfindungen gesprochen, aber er wußte einfach nicht, wie er mir helfen konnte. Er wußte auch nicht, warum ich so fühle – ich wußte es ja selbst nicht einmal. Ich glaube, ihn machte die ganze Situation sehr unglücklich. Er wollte mich am liebsten aus diesen Gefühlen rausziehen, wußte aber einfach nicht, wie. Woher auch? *(Ina)*

„Ich habe mich nicht getraut, mit anderen zu reden, weil es mir so lächerlich vorkam: ein Kind und schon überfordert. Meine Mutter hatte fünf Kinder, meine Schwestern zwei bzw. drei Kinder." *(Anke)*

„Mein Mann hat stets zu mir gehalten, er hat mir immer wieder Mut gemacht und mir auch einiges an Arbeit abgenommen. Er war toll! Meine Familie hat eigentlich nicht viel bemerkt, bis auf meine innere Unruhe an manchen Tagen. Ich habe mit ihnen auch nicht darüber gesprochen, weil ich mir die Schuld an meinem Versagen gegeben habe, daß Haushalt, Kind und Mann über mir zusammengebrochen sind. Meinen Freundinnen, die teilweise auch schon Kinder haben,

habe ich mich nicht anvertraut, weil ich glaubte, daß der Fehler bei mir liegt.“ *(Susanne)*

Verstärkt wird das Problem dadurch, daß auch viele Fachleute über nachgeburtliche Depressionszustände nur sehr oberflächlich informiert sind. Das hängt zum Teil damit zusammen, daß die postnatale Problematik zwischen zwei Bereiche fällt: Geburtshilfe und Psychiatrie. Keinem von beiden kann sie ausschließlich zugeordnet werden, was die Frage nach Zuständigkeiten aufwirft. Von der interdisziplinären Zusammenarbeit sind wir leider noch ein gutes Stück entfernt.

Die erste Anlaufstelle ist fast immer der behandelnde Gynäkologe. Es gehört in unserer Gesellschaft viel Mut dazu, das eigene Innenleben vor mehr oder weniger fremden Personen zu enthüllen. Wie enttäuschend muß es dann sein, wenn frau sich dazu aufgerafft hat, ihrem Arzt ihren Zustand nicht länger zu verschweigen, um dann schließlich mit beschwichtigenden Kommentaren nach Hause geschickt zu werden: „Schlafen Sie sich erst einmal aus", „Babys schreien nun mal viel", „Das geht vorüber". Sicherlich geht es vorüber, doch reichen Beschwichtigungen und Baldriantropfen nicht aus, um die Krise der Mutter zu beheben, die unter Umständen ernste Formen annehmen kann. Außerdem scheint die weitverbreitete Meinung vorzuherrschen, daß eine Depression, die erst Wochen oder Monate nach der Entbindung auftritt, nicht mehr im Zusammenhang mit der Geburt zu sehen ist. Dies ist schlichtweg falsch. Behandlungsirrtümer sind nicht selten die Folge dieser unzureichenden Kenntnisse.

Leider gibt es nur wenige Fachleute in Deutschland, die sich mit der Depression post partum (= nach der Entbindung) befassen. Auch in den traditionellen Schwangerschaftsbüchern findet frau selten Hinweise, die darüber Aufschluß geben könnten, was denn nun eigentlich mit ihr los sei. Es ist die Namenlosigkeit, die zum Schweigen führt. Von den rund 100 von mir befragten Frauen, die nach der Geburt in eine Lebenskrise geraten sind, kannte kaum eine den Begriff „Postnatale bzw. Postpartale Depression". Woher auch? Und nur bei ganz wenigen Frauen ist diese Bezeichnung ärztlicherseits als Diagnose gefallen.

„Ich weiß nicht, daß ich in einer behandelbaren ‚Krankheit' stecke. Von postnataler Depression habe ich noch nicht einmal gehört. Es kommt

mir zu keinem Zeitpunkt in den Sinn, Hilfe bei einem Arzt oder Therapeuten zu suchen, vielleicht aus Angst, an den falschen zu geraten, für verrückt erklärt zu werden, mit Psychopharmaka vollgepumpt zu werden. Am Ende trennen sie mich von meinem Kind! Nein, ich muß da selber raus, irgendwie." *(Angelika)*

So bleibt das Leiden isoliert und viele betroffene Frauen bemühen sich krampfhaft, nach außen den Schein einer glücklichen Mutter zu wahren, obwohl sie sich innerlich total zerrissen fühlen. Es ist Zeit, daß der Mutter-Mythos korrigiert und die Mutter-Kind-Beziehung auf eine realistische Grundlage gestellt wird.

Wenn das Ziel darin besteht – und hier sind sich wohl alle einig –, zufriedene Babys hervorzubringen, dann sollte man das Übel an der Wurzel packen, indem gesellschaftliche Grundlagen geschaffen werden, die die Zufriedenheit der Mutter gewährleisten. Kinder merken es sehr wohl, wenn ihre Mutter unzufrieden ist. Innere Konflikte lassen sich nicht ohne weiteres kaschieren oder bemänteln. Die Gleichung sollte deshalb lauten: zufriedene Mütter = zufriedene Babys.

4. Wer ist betroffen?

Mehr und mehr Frauen müssen nach der Geburt eines Kindes die Erfahrung machen, daß ihr Seelenhaushalt kräftig ins Wanken gerät.

Grundsätzlich gilt folgendes: Gefährdet sind alle. Selbst Frauen, die sich vorher gesagt haben : „Ich mache alles ganz anders. Und das ist ja überhaupt nur eine Frage der richtigen Organisation" mußten im nachhinein zugeben, daß sich ihr Konzept nicht so einfach verwirklichen ließ. Depressive Verstimmungen können nach jedem Kind auftreten, nach dem ersten wie auch nach dem zweiten, dritten oder vierten. Sie können ein einmaliges Erleben bleiben oder sich nach einer erneuten Schwangerschaft wiederholen.

Die Krise nach der Geburt erfaßt Frauen verschiedener Bildungsgrade, Schichten und Hautfarben: Der soziale Status und die finanzielle Situation spielen keine ausschlaggebende Rolle. Es betrifft alleinerziehende Mütter wie auch Familienmütter mit einem oder mehr Kindern. Es sind junge Mütter wie auch Frauen um die vierzig. Die Krise widerfährt Frauen, die bei der Baby-Pflege die volle Unterstützung ihres Partners haben, wie auch Frauen, denen eine solche Hilfe versagt bleibt. Es ereilt Frauen mit einem Wunschkind wie auch jene, die ungewollt schwanger geworden sind. Extrovertierte wie introvertierte Persönlichkeiten sind gleichermaßen betroffen. Selbst Mütter, in deren Familie nie eine psychiatrische Erkrankung vorgekommen ist, sind dagegen nicht gefeit. Und auch ein gesundes und quietschvergnügtes Kind bildet keinen Schutz gegen einen Seelensturz nach der Geburt. Eines ist gewiß: Selbst die allerbesten Umstände stellen keine Garantieerklärung für dauerhaftes Glück dar. Es gibt Zahlen, die darauf verweisen, daß mindestens 70 Prozent aller Frauen, die von PND betroffen waren, auf keine Depressionserfahrung in der Vergangenheit zurückblicken; und daß der Streß der Mutterschaft allein ein 15-fach höheres Risiko darstellt, gravierende psychische Probleme zu bekommen.

Und damit soll Ihnen eines gesagt sein: Wenn nach der Geburt das Glück in der Warteschlange stehen sollte, dann sind Sie nicht für Ihren Zustand verantwortlich. Es gibt zahlreiche erklärbare Gründe, die für das nachgeburtliche Tief ausschlaggebend sind.

5. Andere Länder – bessere Situation

Es mutet seltsam an, daß in Anbetracht der vielfältigen Krisenerscheinungen, die nach der Geburt auftreten können, in Deutschland kaum ein entsprechendes Hilfsangebot besteht.

Desgleichen gibt es auch wenig Literatur zu diesem Thema, die einer breiten Öffentlichkeit zugänglich ist. Auch in wissenschaftlicher Hinsicht muß sich noch sehr viel tun. So taucht z.B. in den meisten Handbüchern zur Geburtshilfe und Psychiatrie das Stichwort „Postnatale bzw. Postpartale Depression" überhaupt nicht auf. Erste Ansätze, das traditionelle Mutterbild in Frage zu stellen, sind zwar vorhanden, doch reichen sie bei weitem nicht aus, um ein unbefangenes Reden über die Krise nach der Geburt zu ermöglichen.

Folgende Beispiele aus anderen Ländern sollen zeigen, daß es auch anders geht:

In **England** gibt es eine Gesellschaft für postnatale Erkrankungen („Association for Postnatal Illness"), die eigens zum besseren Verständnis der Probleme, die mit postnatalen Erkrankungen in Verbindung stehen, und zur Förderung der Forschungsarbeit auf diesem Gebiet gegründet wurde. Daneben existiert die sogenannte „Meet-A-Mum-Association" (Kurzform: MAMA), die in Großbritannien über ein breites Netz von Selbsthilfegruppen verfügt. Mütter treffen sich, um über ihre Ängste, ihre Isolation und andere Probleme zu sprechen. Auch im Rahmen des „National Childbirth Trust" bestehen Gruppen von Müttern, die sich aus eigener Erfahrung anderen betroffenen Frauen zuwenden. In England richten immer mehr Krankenhäuser Mutter-Kind-Abteilungen ein, um zu verhindern, daß eine Frau, die der stationären Behandlung bedarf, von ihrem Kind getrennt wird.

Dr. med. habil. Mario Lanczik, Arzt für Psychiatrie in Würzburg, arbeitet derzeit an einer psychiatrischen Klinik in Birmingham. Er erläutert das britische Modell der speziellen Mutter- und-Kind-Abteilungen an psychiatrischen Kliniken:

Spezielle Abteilungen an psychiatrischen Krankenhäusern zur Aufnahme von postpartal psychisch erkrankten Müttern gibt es bisher in Deutschland nicht. In Großbritanien existieren solche Einrichtungen hingegen über das ganze Land verteilt. Auch in einigen Ländern des Commonwealth, z. B. in Australien, Kanada und Neuseeland sind sog. Mother-and-Baby Units in psychiatrischen Kliniken gegründet worden. Mittlerweile sind entsprechende Abteilungen in den Niederlanden und in Frankreich im Entstehen.

Modellcharakter hat in vielerlei Hinsicht die ***Mother-and-Baby*** *Unit in Birmingham, die zur Zeit von Prof. Jan F. Brockington und mir geleitet wird. Sie ist Teil einer psychiatrischen Universitätsklinik, in der die Erforschung der psychischen Erkrankungen, die nach einer Niederkunft auftreten, einen wissenschaftlichen Schwerpunkt bildet. In dieser Abteilung werden Patientinnen zusammen mit ihren Neugeborenen bzw. mit ihren bis zu 15 Monate alten Kindern stationär, tagesklinisch und ambulant behandelt. Sie verfügt über acht Zimmer für je eine Mutter mit Kind und ein Appartement außerhalb der eigentlichen Station für speziell rehabilitative Maßnahmen. 1995 wurden 77 Mütter mit ihren Kindern stationär betreut. Der tatsächliche Bedarf an Betten lag für die Stadt und die Region Birmingham doppelt so hoch. Ambulant wurden im gleichen Zeitraum 472 Patientinnen regelmäßig behandelt.*

Sowohl für die stationären als auch für die teilstationären Patientinnen werden in der Birminghamer Abteilung eine Reihe strukturierter Therapieprogramme angeboten. Dazu gehört die sog. Spieltherapie in sog. Play/Interaction Assessments. Die nach der Nieder-

kunft psychisch erkrankten, zumeist unter Depressionen leidenden Mütter sind gegenüber ihrem Neugeborenen zumeist hilflos und mit dessen Versorgung überfordert. Oft sind sie im Wechsel mal zu nachlässig, mal zu stark beschützend und zwanghaft. Bei einem Teil der Mütter resultiert aus dieser Überforderungssituation eine feindliche Gesinnung gegenüber dem Neugeborenen, die sich in nicht seltenen Fällen in Aggressionen gegen das Kind oder in erweiterten Suizidversuchen entladen kann.

In der Spieltherapie können die Mütter, die aufgrund ihrer psychischen Erkrankung unter einer Beziehungsstörung zu ihrem Kind leiden oder aber, weil sei aufgrund einer postpartalen Psychose monatelang von ihrem Neugeborenen getrennt waren, unter Supervision spielerisch den emotionalen Kontakt zu ihrem Kind wieder aufnehmen und unter Anleitung den Umgang mit ihrem Kind – vom Wickeln bis zum Füttern – einüben. Durch den Kontakt zu dem Neugeborenen können gleichzeitig die krankheitstypischen Schuldgefühle gegenüber dem Kind, die einerseits durch den mangelnden Kontakt zum Kind verstärkt, andererseits durch die im Verhältnis zu ihrer psychischen Krankheit unvernünftig hohen Ansprüche an sich selbst aufrechterhalten wurden, wieder reduziert werden.

Zu den angebotenen Therapieprogrammen gehört ferner die Bildung von Gruppen zur Angstbewältigung, Selbstsicherheitstrainingsgruppen oder Entspannungstraining, und es werden Selbsthilfegruppen und Gesprächskreise gebildet. Da es sich bei den postpartal auftretenden Psychosen ursächlich um biologisch und nicht psychologisch begründbare Erkrankungen handelt, braucht nicht extra erwähnt zu werden, daß natürlich auch biologische, z.B. medikamentöse Behandlungsverfahren angewandt werden, allerdings in einer klinischen Umgebung, die das psychische Leiden der Mütter nicht weiter verstärkt.

In der Tagesklinik werden insbesondere die Mütter aufgenommen, die alleinstehend sind, keine weitere familiäre Unterstützung erfahren können oder erst kürzlich aus stationärer Behandlung entlassen wurden.

Die Notwendigkeit derartiger Einrichtungen ergibt sich aber nicht nur aus der seelischen Störung der Mütter. Kinder psychotischer Eltern gehören nicht nur aufgrund genetischer, sondern auch wegen psychosozialer Belastungsfaktoren einer Risikogruppe hinsichtlich ihrer psychischen Entwicklung. Aus einer Vielzahl wissenschaftlicher Untersuchungen wissen wir, daß die psychische Entwicklung nicht nur von Kindern psychotischer Eltern allgemein, sondern im besonderen von Müttern mit postpartalen Depressionen und postpartalen Psychosen beeinträchtigt ist. Verhaltensauffälligkeiten sind bei diesen Kindern häufiger. Aus diesem Grund haben sog. Mother-and-Baby Units an psychiatrischen Krankenhäusern, wie die in Großbritannien, auch eine vorbeugende Wirkung hinsichtlich psychischer Entwicklungsdefizite beim Kleinkind.

Auch in den **Niederlanden** stößt man auf eine ganz andere Infrastruktur zur postnatalen Problematik. Diese Erfahrung machte die Diplom-Psychologin Dr. Veronika Windsor-Oettel aus Hamburg, die von 1982 bis 1986 in den Niederlanden lebte:

„In Holland gehört es zur Normalität, daß sich die Frauen untereinander fragen, ob sie einen Baby-Blues oder eine postnatale Depression gehabt haben. Es gibt regionale Selbsthilfegruppen und unzählige gut lesbare Bücher zu diesem Thema, das auch im Fernsehen, selbst in Spielfilmen und in den gängigen Frauen-Zeitschriften immer wieder aufgegriffen wird. Jede(r) weiß, was eine postnatale Depression ist. Auch im Krankenhaus – vor, während und nach der Geburt – sieht die Situation für eine Mutter ganz anders aus. In Holland sind die Geburten folgendermaßen unterteilt: ungefähr ein Drittel Hausgeburten, ein Drittel ambulante Geburten und ein Drittel Krankenhaus-Entbindungen. Hingegen werden in Deutschland kaum Hausgeburten und ambulante Geburten durchgeführt. Den holländischen Krankenhaus-Patientinnen geht es psychisch wesentlich besser als den deutschen Krankenhaus-Patientinnen. Das liegt daran, daß die holländischen Frauen im Krankenhaus einen Sonderstatus einnehmen. Sie bekommen sehr viel Zuwendung, weil sie praktisch Risiko-Schwangere sind. Denn die gesunde Frau geht bzw. bleibt nicht in der Klinik. Nur wenn eine medizinische Indikation vorliegt, begibt sie sich ins Krankenhaus. Damit gilt sie von vornherein als Risiko-Fall und wird entsprechend von Ärzten und Hebammen aufmerksam betreut und gepflegt.

Das holländische System paßt sich den Bedürfnissen der Frau an. Das äußert sich darin, daß bei den insgesamt zwei Drittel durchgeführten Hausgeburten und ambulanten Geburten die Mutter die Möglichkeit hat, bei der Stiftung des Grünen Kreuzes um eine Wochenbettpflegerin zu bitten. Das ist eine Organisation – eine vergleichbare Einrichtung gibt es in Deutschland nicht –, die eigens Frauen für die Wochenbettpflege ausbildet und in die Haushalte schickt. Dies wird von der Krankenkasse finanziert. Für die Mutter bedeutet das, daß sie nur eine Bezugsperson hat, die sich vollkom-

men nach ihren individuellen Wünschen und Bedürfnissen richtet. Die Mutter kann essen, was und wann sie will; sie kann schlafen, wann sie möchte; sie kann von ihren Geburtserfahrungen ausführlich berichten und somit allen Ballast von der Seele abschütteln. Daneben kümmert sich die Wochenbettpflegerin um alle anfallenden Arbeiten im Haushalt und betreut die eventuell schon vorhandenen Geschwisterkinder. Da sie auch medizinisch geschult ist, kann sie feststellen, ob es Stillprobleme gibt oder ob mit dem Baby oder auch mit der Mutter etwas nicht in Ordnung ist.“

In den **U.S.A.** gründete Dr. James Hamilton 1980 die Marcé-Gesellschaft (benannt nach dem französischen Arzt Louis Victor Marcé aus dem 19. Jahrhundert), eine internationale Vereinigung von Geburtshelfern, Psychiatern, Endokrinologen, Naturwissenschaftlern, Krankenschwestern und Sozialarbeitern, die an der Erforschung von PND arbeiten. Sie organisiert alljährlich Kongresse, auf denen der aktuelle Wissenstand zusammengetragen wird. Das Ziel der Marcé-Gesellschaft besteht darin, daß die postnatale Depression als eigenständiges Krankheitsbild anerkannt wird, das sich in Dauer und Verlauf von anderen depressiven Störungen unterscheidet. Dadurch soll eine darauf abgestimmte Behandlungsform gewährleistet werden. Daneben gibt es noch andere wissenschaftliche Gruppierungen und Selbsthilfe-Organisationen, die sich mit der Krise post partum befassen.

Die Diplom-Psychologin Renate Barth aus Hamburg war in Sydney **(Australien)** viele Jahre in einer Beratungsstelle für Eltern mit Säuglingen und Kleinkindern als Gesprächs- und Familientherapeutin tätig:

„In Sydney sind Beratungsangebote für an postnataler Depression (PND) erkrankte Frauen und ihre Familien integraler Bestandteil der psychosozialen Versorgung. Diese Situation reflektiert ein politisches Interesse an dem Thema.

PND ist in Sydney ein geläufiger Begriff, sowohl bei Eltern als auch bei MitarbeiterInnen medizinischer und psychosozialer Einrichtungen. Für letztere werden vielfältige Fortbildungsveranstaltungen angeboten, z.B. in Form von mehrtägigen Workshops zum Erlernen gruppentherapeutischer Behandlungsmethoden. Es gibt vielfältiges Informationsmaterial zum Thema PND, wie Artikel, Informationsblätter für betroffene Eltern, Unterrichtsmaterialien für Gruppenleiter, Videos usw. Die Versorgungsangebote sind flächen-

deckend. Eine Auswahl: In den ‚Tresillian Family Care Centres' finden Eltern mit Kindern von 0 bis 5 Jahren vielfältige Hilfsangebote, wie z.B. Telefonberatungen rund um die Uhr, Hausbesuche, Mutter-Kind-Tageskliniken, stationäre Mutter-Kind-Einrichtungen und befristete Kinderbetreuung in Notlagen. Diese Angebote stehen auch an PND leidenden Frauen und ihren Babys zur Verfügung. Darüberhinaus gibt es spezifische gruppentherapeutische Angebote für Frauen mit PND. Eine ähnliche Angebotspalette findet sich im ‚Mothercraft Hospital Karitane', einer ‚Tresillian' vergleichbaren Einrichtung. Die Selbsthilfeorganisation „Post Natal Depression Personal Support Network' bietet 24 Stunden am Tag telefonische Beratung und monatliche Gruppenzusammenkünfte. Zwei Einrichtungen der Benevolent Society of New South Wales: Das ‚Early Intervention Programme', ein spezifisches Beratungsangebot für Eltern mit Kindern von 0–3 Jahren (Mütter mit PND stellen eine wesentliche Klientelgruppe dar), und das ‚Family Together Programme', eine besondere Anlaufstelle für psychisch kranke Eltern mit Kindern von 0–3 Jahren. Beide Programme operieren primär in Form von Hausbesuchen."

Auf Initiative von Renate Barth existiert seit 1993 die Beratungsstelle „MenschensKind" für Eltern mit Säuglingen und Kleinkindern in Hamburg. Renate Barth bietet dort u.a. Gespräche speziell für an PND leidende Mütter an.

Teil II
Die Krise nach der Geburt

„Wenn eine Frau sich vorstellt, wie es wohl ist, ein Baby zu haben, weiß sie zwar, daß es nicht einfach werden wird, aber sie kann unmöglich alle Belastungen vorhersehen und wissen, was sie dann empfinden wird. Ihre Selbsteinschätzung ändert sich oft drastisch. Eine Frau, die sich früher für kompetent, souverän und selbstsicher hielt und alles im Griff hatte, fühlt sich jetzt möglicherweise inkompetent und ängstlich und ist völlig verwirrt", meint Sheila Kitzinger in ihrem „Überlebenshandbuch" für Mütter.[5]

Auch wenn Sie sich gut auf die Mutterschaft vorbereitet glaubten, können Sie nach der Geburt in eine Gefühlswelt eintauchen, die Sie überraschen und verunsichern mag. Diese Emotionen können von leichter Traurigkeit über milde bis hin zu schweren Depressionen reichen. Sie nehmen Einfluß auf das Verhalten, die Persönlichkeit und auch auf die Lebensauffassung einer Frau. Vielleicht haben Sie das Gefühl nicht mehr Sie selbst zu sein, neben sich zu stehen, Ihrem ursprünglichen Wesen total entfremdet zu sein. Die Geburt löst Empfindungen, Denkweisen und Handlungen aus, die nicht mehr mit Ihrem vorherigen Charakter übereinstimmen. Es braucht viel Zeit und Geduld, um das eigentliche Ich freizuschaufeln, das unter der Lawine an körperlichen und seelischen Belastungen verschüttet liegt. Und Sie benötigen viele Hände, die Ihnen beim Schaufeln helfen.

Ganz grob gliedern sich die Gemütszustände, in die eine Mutter nach der Geburt geraten kann, in drei verschiedene Kategorien: Baby-Blues, postnatale Depression, postnatale Psychose. Diese Gruppen stehen nicht isoliert nebeneinander, sondern bilden ein breites Spektrum von graduell unterschiedlichen Reaktionsweisen, die unmerklich ineinander übergehen können. Häufig sind ihre Grenzen fließend, so daß sich zum Beispiel aus dem Baby-Blues eine postnatale Depression entwickeln kann. Manchmal kann sich die Depression aber auch ohne bemerkbare Vorzeichen einstellen.

Was die wenigsten wissen, ist die Tatsache, daß manche Symptome nicht sofort nach der Entbindung auftreten, sondern teilweise erst Wochen oder gar Monate später. Dies führt leider häufig dazu, daß die Probleme einer Mutter nicht mehr im Zusammenhang mit der Geburt gesehen werden, was das Verständnis für ihre besondere Situation erschweren kann. Es ist außerordentlich wichtig zu betonen, daß bis zu einem Jahr nach der Geburt jederzeit depressive Reaktionen entstehen können.

1. Baby-Blues

Baby-Blues ist ein amerikanischer Begriff und bezeichnet ein kurzfristiges Stimmungstief in den ersten zehn Tagen nach der Niederkunft, von dem 50 bis 80 Prozent aller Mütter betroffen sind.

In den ersten zwei Tagen können Sie noch von einer Welle des Hochgefühls und der Euphorie getragen werden, vor allem nach einer glücklich verlaufenen Entbindung. Dann fallen viele frisch gebackene Mütter, meist zwischen dem 3. und 5. Tag, in ein seelisches Tief: die sogenannten Heultage (= Baby-Blues). Im 19. Jahrhundert sprach man in diesem Zusammenhang vom „Milchfieber", ein Begriff, der auf das Einschießen der Milch am 3. Tag zurückzuführen ist.

Wie der Name „Heultage" bereits besagt, ist häufiges Weinen für diesen Zustand charakteristisch. Manchmal sind ganze Wöchnerinnenstationen in Tränen aufgelöst. Traurigkeit, eine besondere Empfindsamkeit und häufige Wechselbäder der Gefühle kennzeichnen ebenso diese Melancholie im Wochenbett. Haben Sie eben noch herzlichst gelacht, können Sie fünf Minuten später schon wieder schrecklich deprimiert sein und hemmungslos weinen. Häufig sind es kleinere Anlässe, die Sie rühren, verletzen, verärgern, traurig stimmen: ein verspäteter Ehemann, eine Bemerkung des Pflegepersonals, Zeitungsannoncen, eine Bettnachbarin verläßt das Zimmer u.a. In vielen Fällen machen sich noch weitere Symptome bemerkbar, die Sie verunsichern: Müdigkeit, Erschöpfung, Konzentrationsschwierigkeiten, Gereiztheit, Ängstlichkeit (besonders im Umgang mit dem Neugeborenen) und teilweise auch eine ablehnende Haltung gegenüber dem Partner.

Das Kind ist da und eigentlich sollten Sie doch gerade jetzt besonders glücklich sein:

„Ich hatte sowohl nach der ersten als auch nach der zweiten Geburt einen Baby-Blues, und zwar jeweils am dritten bzw. vierten Tag nach der Entbindung parallel zum Milcheinschuß. Während ich mich jedoch beim ersten Mal meiner Tränen schämte und versuchte, sie zu verstecken, heulte ich beim zweiten Mal ganz offen und machte meinem Kummer Luft, d.h. ich sprach über das, was mich bedrückte, was in diesem Fall Stillprobleme waren, und war überrascht über die liebevolle, verständnisvolle Reaktion und die spontane Hilfsbereitschaft der Krankenschwestern." *(Annette)*

„Der Baby-Blues erwischt mich ganz schön heftig. Wo ich doch gedacht habe :,Ich heule sicher nicht, warum auch!' Meine Nerven sind überdreht, ich fühle mich schwach, seltsam umnebelt. Ich weiß ja vom Vorbereitungskurs, daß das in den ersten Tagen oft so ist, die Heultage eben. Zuhause wird es bestimmt besser." *(Angelika)*

„ Ich glaube, ich habe mich nie vorher und nachher in meinem Leben so mies gefühlt. Der Dammschnitt tat höllisch weh. Ich war dauernd am Losheulen, wegen jeder Kleinigkeit. Von den Ärzten und Schwestern bekam ich nur zu hören: ‚Das sind die Heultage. Das legt sich wieder.' " *(Ute)*

Es sind vor allem die drastischen hormonellen Veränderungen, die mit dem Tag der Niederkunft einsetzen und die Seele Purzelbäume schlagen lassen. Das Wissen um die biologischen Abläufe im Körper stellt eine wichtige Voraussetzung dar, um mit den unerwarteten Gefühlen besser fertig zu werden. Neben dem Einfluß der Hormone auf Ihre Gemütsverfassung, was im allgemeinen unter den Fachleuten als Hauptverursacher des Baby-Blues anerkannt wird, gibt es auch noch eine psychische Komponente:

Mit der Geburt brechen allerlei Sorgen, Ängste und Fragen herein, auf die Sie zwar theoretisch gut vorbereitet sein mögen, doch in der Praxis erscheint vieles in einem ganz anderen Licht. Es heißt nun Abschied nehmen von einem Leben, in dem Sie mehr oder weniger nur sich selbst verantwortlich waren. Auch eine ungeplante Schwangerschaft, Geburtskomplikationen und damit verbundene Versagensgefühle, Zwistigkeiten in der Partnerschaft, eine Trennung von Mutter und Kind nach der Entbindung, auftauchende Stillprobleme können eine depressive Verstimmung auslösen.

Da es sich beim Baby-Blues um eine zeitlich begrenzte und häufig anzutreffende Erscheinung handelt, gilt er als normal und relativ harmlos. Eine medizinische Behandlung ist hier nicht notwendig. Verständnis, Zuwendung und viel Geduld helfen der Mutter, ihr seelisches Tief zu überwinden.

Leider sind die Bedingungen im Krankenhaus nicht immer dazu angetan, einen positiven Effekt auf die schwankende Gemütsverfassung der frisch entbundenen Frau zu erzielen:

Das Pflegepersonal – sicherlich teilweise selbst überfordert – zeigt sich nicht selten ungeduldig im Umgang mit der Mutter. Hat letztere noch gehofft, im Krankenhaus ausführlich in die Techniken der Baby-Pflege eingewiesen zu werden, so sieht sie sich häufig mit ihren Fragen und Sorgen allein gelassen.

„Trotz der schönen Geburt geht es mit meinen Kräften in den anschließenden Krankenhaustagen rasant nach unten. Ich kann nicht schlafen, erst vor Begeisterung, dann, weil ich so überdreht bin. Der viele Trubel und die Hektik durch Besuch, Telefon, Visite, Putzfrau etc. nerven mich, ich komme nicht recht zur Ruhe. Meine Tochter hat starke Gelbsucht und muß viele Stunden unter die UV-Lampe. Ich möchte bei ihr sein, habe aber das Gefühl, daß ich im Kinderzimmer ständig als hysterischer Störfaktor empfunden werde. Überhaupt habe ich mir den Klinikaufenthalt nach dem Info-Abend zur ‚sanften Geburt' harmonischer vorgestellt. Stattdessen habe ich oft das Gefühl, um alles, was mir wichtig ist, kämpfen zu müssen. Irgendwie fühle ich mich nicht gut unterstützt vom Personal. Anscheinend ist für Gespräche keine Zeit.“

(Angelika)

Wenn auch der Baby-Blues schon fast als Normalzustand nach einer Niederkunft eingestuft wird, bedeutet das auf keinen Fall, daß man ihm keine große Beachtung schenken sollte. Hält die schlechte Stimmung ungewöhnlich lange an (über zwei Wochen), kann sich mitunter eine dauerhafte Depression entwickeln. Hinzu kommt, daß auch die sehr ernstzunehmende Wochenbettpsychose im gleichen Zeitraum beginnen kann. In diesem Zusammenhang äußert sich Prof. Dr. Bernhard Pauleikhoff aus Münster, der schon in den sechziger Jahren einen wichtigen wissenschaftlichen Beitrag zur postnatalen Problematik geliefert hat, folgendermaßen: „Es besteht bei den Fachleuten im allgemeinen die Tendenz, alle direkt nach der Geburt auftretenden

Beschwerden mit den Heultagen abzudecken. Eventuell kann eine Frau aber schon zu diesem Zeitpunkt sehr schwer belastet sein."

2. Postnatale Depression

„Auch nachdem ich mit meinem Kind aus dem Krankenhaus entlassen worden bin, bessert sich meine Verfassung zu Hause nicht. Ich habe jedes Gefühl für mich selbst verloren, so, als wüßte ich gar nicht mehr, wer ich bin, wofür es mir wert ist zu leben, was ich gut und was ich schlecht finde. Zwischendurch bin ich immer wieder total gerührt über unsere Tochter, stehe quasi mit Tränen in den Augen an ihrer Wiege. Nicht freudig, sondern auf eine seltsame Art wehmütig.

Schlimm wird es, als mein Mann zwei Wochen nach der Geburt wieder aus dem Haus muß. Ich kann es ihm kaum verzeihen, daß er mich hier einfach so zurückläßt. Ich bekomme Panik, allein mit dem Baby, vor dem ich totale Angst habe. Vor meinem Baby! Ich habe das Gefühl, als bekäme ich keine Luft mehr. Wenn unsere Tochter zu weinen anfängt, steigert sich dieses Gefühl ins fast Unerträgliche.

Ich versuche zu singen, gehe mit ihr spazieren. Im Kinderwagen, wohlbemerkt und nicht wie geplant im Tragetuch, damit sie wenigstens einen Meter von mir weg ist. Obwohl ich mich auf nichts konzentrieren kann, jagen 1000 Gedanken durch meinen Kopf: Warum nur wollte ich ein Kind, warum? Wie konnte ich mich nur so täuschen? Ich möchte alles rückgängig machen. Die Vorstellung, nun für immer für dieses Kind dasein zu müssen, läßt Panik in mir hochsteigen. Ich möchte abhauen, allein, irgendwohin. Meine Einstellung ‚Was ich in diesem Leben nicht lerne, muß ich im nächsten wieder anpacken' verscheucht meine Selbstmordgedanken. Meinem Kind werde ich nichts antun, obwohl ich plötzlich sehr gut, erschreckend gut verstehe, warum Leute ihre Kinder mißhandeln. Sogar süße Babys. Mein Baby ist auch süß. Und gesund. Und unkompliziert. Das ist es ja gerade: Es gibt keinen objektiv ersichtlichen Grund für meine Überforderung. Ich zweifle total an mir und bekomme ein permanent schlechtes Gewissen. Alle anderen schaffen das, sind glücklich über ihr Kind. Und ich? Ich möchte es am liebsten zurückgeben, wenn ich das irgendwie könnte, ohne ihm wehzutun.

Meine pädagogische Ausbildung schaltet sich ein. Aber anstatt mir hilfreich zu sein, bekomme ich große Angst, daran schuld zu sein, daß mein Kind nun kein glücklicher Mensch werden kann. Weil ich dauernd nur heule, anstatt ihm Liebe und Urvertrauen geben zu können, anstatt eine liebvolle, ausgeglichene Mama zu sein.

Ich schaffe es von einem Tag zum nächsten. Nach außen merkt man mir nichts an. Der Haushalt läuft, das Kind ist versorgt. In mir läuft gar nichts mehr. Ich könnte ein Automat sein. Winter in meiner Seele. Eingefroren. Ich kann mich einfach nicht mehr finden, alles ist so nebelig, haltlos, sumpfig. Das einzige Gefühl, das ich in dieser orientierungslosen Leere klar empfinden kann ist Angst: Angst zu versagen, Angst vor dem Weinen meiner Tochter, Angst, haltlos abzustürzen, verrückt zu werden. Wenn mein Mann abends heimkommt, heule ich. Es schüttelt mich richtig. Was für eine Ehefrau! Er nimmt das völlig gelassen, ruhig und verständnisvoll. Abend für Abend hört er mir zu, läßt mich weinen. Auch zu Sex drängt er mich nicht. Ich weiß, daß er sich seit Wochen wenigstens nach Zärtlichkeit sehnt. Doch mir ist jeder Körperkontakt zu viel. Ich fühle mich durch das Stillen so ausgezehrt, daß ich nur denke: ‚Endlich schläft sie, und jetzt will er auch noch was von mir!'

Die Nächte sind meist ein Kuddelmuddel. Ich reiße meine Tochter aus dem Schlaf, meine in meiner chaotischen Verfassung, sie weine, habe Hunger. Ich überlege nicht, daß sie eigentlich fest schläft. Am morgen fühle ich mich wie gerädert, als hätte ich die ganze Nacht nur gestillt, gewickelt, gestillt. Untertags, wenn das Baby schläft, lege ich mich nicht wie geplant hin. Wie von 1000 Furien gejagt erledige ich, was zu tun ist. Ich kann nichts mehr ruhig und gelassen tun, habe ständig Angst, gleich wieder unterbrochen zu werden. Obwohl mir sowieso schon alles zuviel ist, entwickle ich einen regelrechten Putzzwang. Was nicht top ist, zieht und zerrt an meinen Nerven. Körperlich bin ich mit meinen Reserven am Ende. Schon nach einer Einkaufstour habe ich Fieber, immer wieder bekomme ich Milchstau. Ich erfahre, wie schlimm es ist, mit einem Säugling krank zu sein, sich nicht erholen zu können. Allein dadurch, daß ich zuwenig Schlaf bekomme, bin ich ein anderer Mensch. Hektisch, genervt, ohne Plan und Ziel. Ich verstehe kein Buch mehr, das ich lese, kann keinen klaren Gedanken fassen. Wenn ich mich schlafen lege, habe ich solche Angst, gleich wieder geweckt zu werden, daß ich vor Anspannung wach bleibe. Ich verstehe plötzlich, warum Schlafentzug in anderen Ländern als Foltermittel eingesetzt wird.

Sind Freunde da, kann ich kein Interesse für das Gesprächsthema aufbringen. Es ist, als wäre ich seit Wochen aus dieser Welt verschwunden, als wäre die Zeit ohne mich weitergelaufen. Ich komme mir vor wie eine alte, dicke Kuh. Eine Freundin bietet mir an, wir könnten gegenseitig unsere Kinder betreuen, so daß jede mal frei hat. Ein völlig absurder Gedanke für mich, mein Kind einer ‚Fremden' zu überlassen und etwas nur für mich zu tun. Außerdem fehlt mir für die Betreuung eines Besuchskindes die Kraft vorne und hinten! Ich habe das Gefühl, plötzlich um Jahrzehnte gealtert zu sein. So kann es nicht weitergehen.“ *(Angelika)*

Die Geburt eines Kindes markiert einen Wendepunkt im Leben. Jede Frau erlebt die Zeit nach der Geburt anders, und jede macht auf ihre individuelle Art wechselhafte Stimmungen durch. Es wird davon ausgegangen, daß ungefähr 10 bis 20 Prozent aller Mütter von der postnatalen Depression betroffen sind. Allerdings umfassen diese Zahlen nur Frauen, die sich in Behandlung begeben haben, so daß man davon ausgehen kann, daß die Dunkelziffer wahrscheinlich sehr viel höher liegt. Unter postnataler Depression verstehen wir eine ganze Bandbreite an unterschiedlichen Reaktionsweisen, die nach der Geburt in Erscheinung treten können. Eine Variante ist Ihnen gerade geschildert worden. In welchem Ausmaß eine Mutter von dem nachgeburtlichen Tief betroffen sein kann, ist von Fall zu Fall verschieden: Es gibt leichte, gemäßigte und sehr schwere Formen. Der Unterschied zum Baby-Blues besteht darin, daß die postnatale Depression bis zu einem Jahr nach der Entbindung jederzeit beginnen kann, während die Heultage auf die ersten zwei Wochen nach der Geburt begrenzt sind.

Die meisten Symptome kristallisieren sich in den ersten drei Monaten nach der Niederkunft heraus. Sie können ihren Ausgangspunkt im Baby-Blues nehmen und dann in eine sich allmählich entwickelnde Depression umschlagen. Es ist ebenso möglich, daß eine Frau, ohne den Baby-Blues mitgemacht zu haben, depressiv wird. Häufig bildet sich die postnatale Depression schleichend nach der Entbindung heraus und beginnt vor allem mit Müdigkeit und Erschöpfung. Daneben gibt es Erscheinungsformen, die ohne Vorwarnung auftreten und eine Mutter sozusagen von einem Tag auf den anderen in einen Zustand tiefster Verzweiflung setzen. Dies kann auch noch nach Monaten der Fall sein (z.B. nach dem Abstillen). Besonders heimtückisch sind die schleichenden und spät einsetzenden Depressionen nach der Geburt, weil sie oft nicht als solche erkannt werden.

Vergleicht man die postnatale Depression mit Depressionsformen, die zu anderen Lebenszeiten auftreten, lassen sich auf den ersten Blick viele Gemeinsamkeiten im Beschwerdebild feststellen: Traurigkeit und Niedergeschlagenheit, Weinerlichkeit, Energiemangel, allgemeines Desinteresse, inneres Leeregefühl, ausgeprägter

Pessimismus, Ängste, Denk- und Konzentrationsprobleme, sexuelle Unlust, Appetit- und Schlafstörungen. Dazu gesellen sich häufig somatische Symptome wie Kopfschmerzen, Herzklopfen, Störungen des Verdauungsapparates, Muskelverspannungen. Die depressive Grundhaltung schlägt sich auch im äußeren Erscheinungsbild nieder: Das Aussehen wird vernachlässigt, Mimik und Gestik sind reduziert, die Stimme ist leise und gleichförmig, insgesamt sind die Bewegungsabläufe verlangsamt.

Ein Teil der Experten geht davon aus, daß sich die postnatale Depression in Aussehen und Verlauf nicht von den klassischen Depressionen unterscheide, die zu anderen Zeitpunkten entstehen. Andere Fachleute sind der Auffassung, daß es sich bei der postnatalen Depression um eine „atypische Depression" handele, da sie sich in bestimmten Bereichen von den typischen Beschwerden anderer Depressionsformen abgrenze und weitere Symptome hinzukommen:

Die schleichende Entwicklung der postnatalen Depression äußert sich in ihren Anfängen meist durch eine extreme Müdigkeit und Erschöpfung. Es handelt sich sowohl um eine körperliche als auch um eine geistige Ermüdung. Erste Anzeichen können auch Schwindelgefühle und eine innere Unruhe in Verbindung mit Herzklopfen sein. Die frühere Energie ist verschwunden. Die Mutter sehnt sich ständig nach Schlaf und hat dennoch Schlafprobleme. Der Morgen ist häufig die vergleichsweise bessere Tageszeit, während sich im weiteren Tagesverlauf die depressive Stimmung wieder verstärkt bemerkbar macht (bei der typischen Depression verhält es sich umgekehrt). Die Erschöpfung kann sich von selbst geben, vor allem dann, wenn das Kind beginnt, die Nacht durchzuschlafen. Sie kann aber auch in eine Erschöpfungsdepression münden, die auf eine anhaltende emotionale und physische Überforderung zurückzuführen ist.

Etliche Frauen mit postnataler Depression neigen anscheinend mehr dazu, übermäßig zu essen, wodurch Gewichtsprobleme entstehen können. Für die typische Depression ist hingegen Appetitlosigkeit, was zur Gewichtsabnahme führt, kennzeichnend. (Bei den letztgenannten „atypischen" Kriterien ist jedoch Vorsicht angebracht, da auch einige Mütter das typische Depressionsmuster vorweisen, das sich in morgendlichen Schwierigkeiten und mangelndem Appetit äußert.)[6]

Als entscheidendes Kriterium für die vorgenommene Differenzierung wird das Vorhandensein von Reizbarkeit angeführt, die ein wichtiges Symptom der PND darstellt und bei einer typischen Depression fehlen kann. Diese Reizbarkeit ist in ihrer Intensität von Frau zu Frau verschieden. Sie kann in verbaler wie auch in körperlicher Form auftreten. Es kommt zu extremer Ungeduld, Streitsucht und heftigen Ausbrüchen (z.T. in Verbindung mit Gewalttätigkeit). Teilweise lassen sich die eigenen Reaktionen nicht mehr kontrollieren, was wiederum Angst erzeugt. Die ungewohnte Reizbarkeit steht nicht im Einklang mit dem Charakter der Person. Manchmal richten sich die Aggressionen gegen das Kleinkind. Ständiges Weinen und Schreien des Kindes trotz aller mütterlicher Zuwendung, die Erfahrung, keine perfekte Mutter zu sein, die ihr Kind jederzeit zufriedenstellen kann, das Gefühl, immer nur zu geben und nie etwas zurückzubekommen, das ständige Verfügbarseinmüssen und der Kräfteverschleiß können die Mütter schnell an ihre eigenen persönlichen Grenzen treiben, an denen Hilflosigkeit und Enttäuschung umschlagen in Wut auf das Kind.

„Ich fühlte mich vollkommen ausgelaugt durch die schlaflosen Nächte, war hundemüde – aber tagsüber zu schlafen gelang mir nicht. Und als unsere Tochter dann auch noch die ersten vier Monate starke Koliken hatte, fürchterlich viel schrie und durch nichts zu beruhigen war, waren meine Nerven am Ende. Ich fühlte mich völlig überfordert. Ihr Schreien quälte mich und wurde ganz allmählich zu einem Alptraum. Anfänglich empfand ich Aggressionen gegen das Kind und ich dachte oft, ich könnte dieses Kind an die Wand kleben, aus dem Fenster werfen oder die Klospülung herunterspülen. Gleichzeitig entsetzte mich diese Vorstellung, und ich schäme mich noch heute für diese Gedanken. Heute vielleicht noch mehr als damals, denn unsere Tochter ist inzwischen wirklich eines der liebenswertesten Geschöpfe.“ *(Annette)*

Die wenigsten Frauen wagen ihrem Herzen Luft zu machen. Angesichts der weit verbreiteten Meinung, daß die Mutterliebe eine nie versiegende Quelle darstellt, haben sie auch einen schweren Stand. Dabei könnte ein freies Reden schon viel von dem Druck nehmen, der letztlich nur Ausdruck einer extremen Belastungssituation ist, in der sie vollkommen sich selbst überlassen sind. Sicherlich erkennen die meisten Frauen rasch, daß ein Kleinkind nicht die geeignete Zielscheibe für angestaute Aggressionen darstellt und suchen sich ein anderes Ventil. Allerdings sind auch schon Fälle von Kindesmißhandlungen, die in diesem Zusammenhang stehen können, vorgekommen.

Daneben können andere Formen der Ablehnung auftreten, die eine Mutter ebenfalls nicht erwartet hat. Sie kann sich gefühlsmäßig von ihrem Kind distanzieren und mag keine rechte Freude an seiner Existenz aufbringen. Der Zustand der Depression ist mitunter dafür verantwortlich, wenn eine Mutter ihr Kind nicht mehr liebt. Die ständigen quälenden Unzulänglichkeitsgefühle, mit denen die Frauen plötzlich nach der Geburt konfrontiert sind, führen dazu, sich für eine schlechte Mutter zu halten, die nicht in der Lage ist, ihr Kind angemessen zu versorgen. In manchen Fällen kann die depressive Grundhaltung dem Leben gegenüber tatsächlich zu einer Vernachlässigung des Kindes führen. Die kleinsten Vorhaben fallen schwer und erscheinen wie ein kaum zu überwindender Berg. Ebenso möglich ist es, daß eine unter Depressionen leidende Frau ihr Kind durchaus korrekt versorgt – nur mit wenig Anteilnahme.

Letztlich spielen starke Ängste im Umgang mit dem Säugling eine nicht zu unterschätzende Rolle. In manchen Fällen steigern sich die Angstgefühle zu Zwangsgedanken, das heißt, daß destruktive Gedanken, Vorstellungen oder Bilder regelmäßig wiederkehren. Die Mutter fürchtet sich davor, ihrem Kind Schaden zuzufügen oder es sogar – unwillentlich – zu töten. Ausdruck dieser Furcht können folgende Visionen sein: das Kind mit einem Messer zu verletzen, es zu ersticken, es die Treppe hinunterzuwerfen, es von der Wickelkommode oder vom Balkon fallen zu lassen, es zu ertränken etc. Auch wenn es den Anschein hat – diese zerstörerischen Gedanken sind durchaus nichts Ungewöhnliches. Für die amerikanischen Psychologinnen Dunnewold und Sanford sind sie das Ergebnis eines plötzlich auftretenden Bewußtseins um die Verletzbarkeit und Hilflosigkeit eines Wesens, das in einer Welt aufwachsen muß, in der Gewalt auf der Tagesordnung steht.[7] Eine andere interessante Erklärung liefert die Psychologin Helga Kreikenbaum im Gespräch mit Regine Schneider, Autorin von „Oh, Baby". Ausgangspunkt ihrer Überlegung ist die Tatsache, daß jeder Mensch auch im Erwachsenenalter einen Persönlichkeitsanteil aufweist, der als „das innere Kind" beschrieben wird und dichter an der Oberfläche liegt, als wir uns vorstellen können:

„Solche Phantasien verstehe ich als Symptome, die aus einer überfordernden Situation entstehen. Eine Möglichkeit der Interpretation wäre: Das innere Kind der Frau will das reale Kind beseitigen, da es der Frau so große Schwierigkeiten macht, sie überfordert. Meistens stehen solche Phantasien im Zusammenhang mit der neuen großen Verantwortung, der die Frau sich nicht gewachsen fühlt, mit der eingeengten Freiheit, der Isolation, in die sie sich durch das Kind gebracht sieht. Es kann auch sein, daß die Frau noch nie so eine intensive Gefühlsbeziehung hatte wie zu ihrem Kind, und daß ihr das Angst macht. Das gesellschaftliche Tabu, über diese Schwierigkeiten frei sprechen zu dürfen, unterstützt noch die Isolation, in der sie sich dann befindet. Die Gefühle, die in ihr entstehen, finden keine Ausdrucksmöglichkeit, sie sind eingesperrt und äußern sich dann in Phantasien, die ihr Angst machen und sie an ihrer Normalität zweifeln lassen. Wenn diese Gefühle besprochen werden dürfen, baut die innere Spannung sich ab."[8]

Es ist in diesem Zusammenhang äußerst wichtig zu betonen, daß hier ein deutlicher Unterschied besteht zwischen Frauen, die an der postnatalen Depression leiden und jenen Frauen, die von einer Wochenbettpsychose betroffen sind (vgl. nächster Abschnitt). Frauen mit einer postnatalen Psychose vermögen ihre Vorstellungen und Bilder nicht von der Realität zu trennen (wofür sie ebensowenig können), und es besteht die große Gefahr, daß sie danach handeln. Hingegen sind sich die Frauen, die im Rahmen einer postnatalen Depression von den sich wiederholenden Zwangsgedanken heimgesucht werden, darüber vollständig bewußt, daß ihre Phantasien nicht real sind. Sie spiegeln nicht ihre wahren Gefühle wider, denn sie wollen ihrem Kind kein Leid zufügen. Und sie hassen sich dafür, daß ihnen derartige Bilder überhaupt in den Kopf kommen. Manche Frauen entwickeln sogar unbewußt bestimmte Rituale, um sich vor ihren schlechten Gedanken zu schützen: Sie verstecken die Messer, meiden die Küche oder weigern sich, ihr Kind zu baden etc.

„Mir ging es immer schlechter. Ich hatte Angst, aus dem Fenster zu springen, Angst, mein Kind umzubringen. Ich ging nicht allein mit ihr in die Küche, weil ich fürchtete, sie mit dem Küchenmesser zu töten.

Ich kann nicht sagen, wieso ich sie töten wollte. Mir war klar, daß dies an meiner Situation nichts ändern würde. Aber es war wie ein Magnet, welcher mich anzog und mir diese Ängste einflößte.“ *(Marion)*

Allerdings muß mit gleicher Eindringlichkeit darauf verwiesen werden, daß gleichfalls bei schweren postnatalen Depressionen die Gefahr besteht, dem Kind in irgendeiner Form Schaden zuzufügen, wenn die Intensität des Erlebens besonders stark ausgeprägt ist und die Mutter sich nicht mitteilen kann.

Akute Bedrohung für das Kind entsteht immer dann, wenn die depressive Mutter Selbstmordgedanken hegt. Frauen mit Depressionen nehmen nicht selten ihr Kind mit in den Tod, weil sie es für im Jenseits besser aufgehoben halten als in diesem Leben.

„Ich habe versucht, mir das Leben zu nehmen, weil ich einfach den Eindruck gewann, daß es keinen Sinn mehr hätte. Diese Vorstellung weitete sich dann noch auf mein Kind aus. Ich wollte es ebenfalls umbringen, denn ich war der Ansicht, daß es ohne Mutter nicht alleine zurückbleiben sollte. Diese Selbstmordgedanken verfolgten mich tagein-tagaus, und ich konnte mich durch nichts davon ablenken. Das war eine ganz schlimme Zeit, die schlimmste meines Lebens, denn verstandesgemäß konnte ich mich selbst gar nicht verstehen: Ich hatte mir schon immer ein Kind gewünscht und hatte auch konkrete Vorstellungen von seiner Erziehung gefaßt.“ *(Karin)*

Mit der Depression besteht auch der Wunsch nach Rückzug und Abkapselung von der Außenwelt, mit der keine Gemeinsamkeiten mehr bestehen. Das tagtägliche Grau-in-Grau gibt der Mutter das Gefühl, als sei sie durch eine unsichtbare Glasscheibe von ihren Mitmenschen getrennt. Sie meidet unter Umständen auch deswegen Kontakte, weil sie Angst hat, das Haus zu verlassen oder weil sie fürchtet, von Panikattacken überrollt zu werden. Panikattacken resultieren aus extremen Ängsten und können auch körperliche Symptome hervorrufen: Kurzatmigkeit, Zittern, Schwitzen, Herzrasen u.a. Manche Frauen ereilt es jeden Tag, andere in bestimmten Abständen. Auf jeden Fall ist die Erfahrung einer Panik-Reaktion für eine betroffene Frau etwas sehr Schreckliches, weil sie sich dieser Situation vollkommen hilflos ausgesetzt fühlt. Ängste können in allen Schattierungen auftreten. Es gibt auch Frauen, die sich vor dem Allein-Sein fürchten. Vielleicht flehen sie morgens ihren Mann an, zu Hause zu bleiben und nicht zur Arbeit zu gehen.

„Bei mir entwickelten sich die ersten depressiven Beschwerden direkt aus den Heultagen heraus. Während der ersten zwei Wochen zu Hause war es noch erträglich – mein Mann hatte sich Urlaub genommen. Aber dann war ich völlig allein mit dem Kind. Meine Tochter war kein pflegeleichtes Kind, sie hat mich rund um die Uhr gefordert. Ich habe oft geweint, hatte Angst, etwas falsch zu machen, Angst, daß dieser Zustand ewig andauern würde, Angst vor jedem neuen Tag, Angst vor dem Moment, an dem mein Mann zur Arbeit fuhr. Neid auf ihn, weil er weg konnte. Ich habe mich eingesperrt gefühlt, angebunden. Reduziert auf eine Funktion, als eigenständiger Mensch gar nicht mehr vorhanden. Mitunter hatte ich regelrechte Panikattacken und richtige Angstzustände. Ich fühlte mich wertlos und zu nichts nutze. Ich fühlte mich selbst wie ein Baby und wollte auch so gerne bemuttert werden, wollte unterstützt werden, hätte Hilfe so sehr gebraucht. Ich war tief im Innern nicht die strahlende Mutter eines Neugeborenen, die jeder von mir erwartete – und die ich anfangs auch verzweifelt zu spielen versuchte. Anfangs hatte ich auch noch keine Beziehung zu meiner Tochter – ich versorgte sie, weil sie versorgt werden mußte. Sicher, ich fand sie süß, aber ich hatte nicht das stolze Gefühl: Sie ist deine Tochter! Ich hatte trotzdem ständig Angst, daß ihr unter meiner Obhut etwas Schlimmes passieren könnte, was sich verheerend auswirken würde, weil ich mich völlig unsicher fühlte im Ungang mit meiner Tochter. Ich hatte mich noch nie vorher im Leben so allein gefühlt wie in den ersten Monaten mit meinem Kind. Es gipfelte schließlich in einem völligen Nervenzusammenbruch, in dessen Verlauf ich meinen Mann anflehte, er möge mir helfen.“ *(Ina)*

Eine unermüdliche Begleiterin in dieser sensiblen Phase nach der Geburt ist die Schuld. Frauen neigen dazu, die Verantwortung für ihre Gefühlszustände ausschließlich bei sich selbst zu suchen. Sie schämen sich ihrer negativen Grundstimmung, die dem gängigen Mutter-Ideal doch so wenig entspricht. Dadurch entsteht ein Teufelskreis, der nur sehr schwer zu durchbrechen ist.

Wie deutlich geworden ist, setzt sich die postnatale Depression aus vielfältigen Symptomen zusammen, die allerdings in ihrer Ausprägung, Intensität und Dauer von Frau zu Frau variieren. Bei jeder Mutter äußert sich die Krise nach der Geburt anders, wenn auch teilweise Gemeinsamkeiten zu beobachten sind.

Bei manchen Frauen kann die Depression schon nach zwei bis drei Wochen verschwinden, bei anderen dauert sie mehrere Monate und wiederum andere müssen sich ein ganzes Jahr oder länger damit auseinandersetzen. Und bei einigen Frauen geht die postnatale Depression in das prämenstruelle Syndrom über. Das heißt, daß sich der psychische Zustand der Mutter in der Zeit vor der Menstruation (maximal 14 Tage vorher) erheblich verschlechtert. Danach klingen die Beschwerden wieder ab und kehren vor der nächsten Regel zurück.

3. Postnatale Psychose

„Nach der Geburt meiner zweiten Tochter im August 1994 bekam ich eine Wochenbettpsychose und mußte sechs Wochen in einer psychiatrischen Klinik verbringen. Vorher hatte ich nie mit Depressionen oder ähnlichen Gemütszuständen zu kämpfen. Im Gegenteil, ich war ein sehr lebenslustiger Mensch, der viel und gerne lachte. Meine Tochter war eine Frühgeburt und wurde mit einem Kaiserschnitt entbunden. Sie kam sofort nach der Geburt in die Kinderklinik und mußte zwei Wochen im Brutkasten bleiben. Ich sah sie erst vier Tage später und erschrak sehr. Die ganzen Apparaturen und Geräusche machten mir Angst. Ich konnte nicht weinen, so wie mein Mann, als er sie das erste Mal gesehen hatte, sondern ich war wie gelähmt.

Ich kann nicht sagen, daß die ersten Anzeichen meiner Krankheit depressiver Natur gewesen sind. Es war vielmehr eine wahnsinnige innere Spannung, die mich beherrschte. An dem Tag, als ich aus der Entbindungsklinik entlassen wurde, ging es mir blendend. Was mir allerdings auffiel, war eine starke Empfindlichkeit. Ich nahm alles wahr, was es nur wahrzunehmen gab. Jemand sagte etwas zu mir, und ich meinte, schon vorher zu wissen, was er sagen wollte. Vielleicht war da mein Zeitgefühl schon aus den Fugen geraten. In der folgenden Nacht hatte ich einen schrecklichen Traum. Ich hatte eine Totgeburt und wollte selbst nicht mehr leben. Ich versuchte zu sterben, indem ich die Luft anhielt. Zu diesem Zeitpunkt wußte ich schon oft nicht mehr, was denn Traum und was Realität war. Ich sprach von der Unendlichkeit und von der Bedeutung der einzelnen Sekunde, von der Wichtigkeit einer Einzelperson im Vergleich zur gesamten Menschheit. Ich meinte die Welt durch meinen Tod erlösen zu können. Ich konnte mit niemanden sprechen und wollte niemanden sehen. Ich bildete mir ein, hysterisch zu sein und sah mich in meiner Annahme bestätigt, als ich noch in der Nacht im Lexikon unter ‚Hysterie' nachschlug. Ich fühlte, daß etwas nicht mehr mit mir stimmte, aber ich konnte mich nicht artikulieren. Mein Mann wußte nicht, wie er auf mich reagieren sollte. Er versuchte mich soweit wie möglich zu beruhigen, aber er erkannte den Ernst der Lage nicht. Am nächsten Tag kam dann der völlige Zusammenbruch. Der Notarzt wurde verständigt, und ich wurde ins Bezirkskrankenhaus eingeliefert. In der Klinik sagte ich tausendmal das Wort ‚Paradies' vor mich hin. Ich glaubte, wenn ich es nur oft genug sagte und dabei mit dem Fuß aufstampfte, würde dieser Zustand für mich und für die restliche Menschheit eintreten. Die Zeit schien für mich still zu stehen. Meine Mitpatienten redete ich mit Namen von Personen aus meinem Bekanntenkreis an. Meinen Zimmernachbarn sprach ich immer als ‚Schlüsselperson' an, die mir doch helfen sollte. Ich rannte stundenlang den Gang auf und ab und saß dann wieder ebensolange am Boden, um mich auszuruhen. Die Ärzte erklärten, daß mein Verhalten eine hormonelle Ursache habe, und es sei eine Frage der Zeit, bis ich wieder ‚normal' sei.

Mein Leben nach der Entlassung bekam ich allmählich wieder in den Griff. Heute ist dieses Kapitel abgeschlossen. Ich glaube im nachhinein, ich hätte mir einigen Kummer und Sorgen ersparen können, hätte ich damals schon etwas über postnatale Depressionen oder Psychosen gewußt. Es wäre vieles einfacher zu ertragen gewesen, und ich denke, ich hätte auch viel eher wieder gesund werden können". (Gaby)

Die postnatale Psychose – auch Wochenbettpsychose genannt – stellt die schwerste Form des nachgeburtlichen Stimmungstiefs dar. Sie kommt bei einer bis drei von 1000 Frauen vor. Es handelt sich um eine psychische Erkrankung, in deren Verlauf die betroffene Frau den Kontakt mit der Realität verliert. Für gewöhnlich kommt es zu einem akuten Ausbruch über Nacht, wobei sich ihre Persönlichkeit vollständig ändert.

Die Wochenbettpsychose entsteht vorwiegend in den ersten zwei Wochen nach der Entbindung. Bei vielen Frauen bricht die Krankheit unmittelbar nach den Wehen aus. Wenn dies der Fall ist, dann sind Schlaflosigkeit und extreme Ängstlichkeit oft frühe Warnsignale. Deswegen sollten die Schwestern auf Wöchnerinnenstationen Mütter im Auge behalten, die erregt, überaktiv, mißtrauisch oder verkrampft scheinen. Desgleichen müssen jene Mütter besonders beachtet werden, die meinen, daß mit ihrem Baby etwas nicht stimmt. In einigen Fällen kann die postnatale Psychose auch später auftreten, besonders in Verbindung mit physischen Stressoren wie abruptem Abstillen oder extremem Schlafmangel. Eine postnatale Psychose kann übergehen in eine postnatale Depression, wie es auch umgekehrt möglich ist, daß sich eine beginnende Depression zu einer Psychose ausweitet.

Die Wochenbettpsychosen lassen sich ihrerseits in verschiedene Ausformungen gliedern. Sie können in Richtung Manie, Depression und Schizophrenie gehen.

Bei der manischen Form, die sich meistens wenige Tage nach der Geburt manifestiert und damit in die Zeit des Baby-Blues fällt, kommt es bei der betroffenen Frau zu einer unglaublichen Antriebssteigerung, motorischen Unruhe und Verworrenheit bis hin zu Größenwahn. Frauen mit einer Manie können in der Nacht nur zwei bis drei Stunden schlafen, ohne sich müde zu fühlen. Tagsüber scheinen sie ein wahrer Ausbund an Energie zu sein. Zahlreiche Projekte werden gleichzeitig in Angriff genommen. Häufig sind jedoch diese diversen Aktivitäten sehr unproduktiv, da die Frau von einer Aufgabe zur anderen springt und Chaos hinterläßt. Der gesteigerte Antrieb bedeutet nicht, daß sich die Mutter in gehobener Stimmung befindet.

Für die depressive Form sind Angstzustände wie auch Antriebs-, Bewegungs- und Teilnahmslosigkeit charakteristisch. Die Frau zeigt kaum noch Reaktionen auf die Ansprache ihrer Umwelt, die sie durchaus wahrnehmen kann. Äußerlich sichtbar ist dieser Zustand häufig durch ihr ausdrucksloses Gesicht, das wie eine Maske wirkt. Sie fühlt sich in ihrer Mutterrolle als absolute Versagerin und peinigt sich mit quälenden Schuldzuweisungen.

Im Rahmen der schizophrenen Form entwickeln sich Halluzinationen und Wahnvorstellungen. Eine extreme Antriebsarmut ist genauso typisch. Die Frau baut sich ihre eigene Phantasiewelt auf, fernab jeglicher Realität. Manchmal hört sie Stimmen, sieht Menschen, Tiere oder Dinge, die gar nicht existieren. Oft sind ihre Halluzinationen religiöser Natur. Die Mutter kann z.B. glauben, daß ihr Kind ein Dämon sei, der ihr Böses will, oder sie hält ihr Baby für Jesus.

Die bizarre Eigenart dieser Gedanken unterscheidet sich ganz deutlich von den oben erwähnten Zwangsgedanken bei einer postnatalen Depression. Frauen mit einer Psychose halten ihre Gedankenwelt für wahr und können danach handeln. Leben von Mutter und Kind sind ernsthaft in Gefahr. Das fehlende Unterscheidungsvermögen zwischen Phantasie und Realität kann sich auch in wahnhaften Sorgen um Gesundheit und Wohl des Babys äußern. In diesem Zusammenhang macht Dr. Anke Rohde aus Halle auf einen Aspekt der Psychose aufmerksam, der besonders bei Müttern vorzufinden ist:

„Mütter leiden häufig unter unbegründeten Schuldgefühlen. Das kann sich derart steigern, daß es zum Schuldwahn oder zu anderen Wahninhalten kommt. Wahn bedeutet: unkorrigierbare absolute Überzeugung, das etwas so und nicht anders ist, und kein Gegenargument bringt mich davon ab. Gehen wir mal von einem folgenden Fall aus: Eine Mutter macht sich zum Beispiel Vorwürfe, daß sie eine schlechte Mutter ist, daß sie das Kind falsch versorgt, daß das Kind geschädigt ist. Und dann geht diese Frau zum Frauenarzt oder Kinderarzt und sagt: ‚Ich habe mein Kind nicht richtig versorgt, es ist krank, ich bin schuld daran, ich habe etwas falsch gemacht.' Dann versucht der Arzt zu beschwichtigen und antwortet vielleicht: ‚Das ist überhaupt nicht so. Ich habe das Kind untersucht, es sieht gesund aus. Sie brauchen sich überhaupt keine Sorgen zu machen.' Diese Reaktion mag am Anfang vielleicht noch helfen, wenn sich dann aber die Symptome bei der Mutter bis zum Wahn steigern, wird es ausgesprochen kritisch. Wenn eine Frau wahnhaft davon überzeugt ist, daß ihr Kind krank ist, dann interessiert es sie gar nicht, was der Kinderarzt sagt, sondern sie denkt, er habe keine Ahnung. Solche wahnhaften Überzeugungen, die auch beispielsweise bei schweren Depressionen auftreten können, sind immer mit folgenden Inhalten gefüllt: ‚Ich bin schuld. Ich habe etwas falsch gemacht. Ich bin verantwortlich dafür'. Aus diesen wahnhaften Schuldgefühlen heraus kann es auch schon bald zu Suizidgedanken kommen: ‚Meinem Mann und meinen Kindern würde es besser gehen, wenn ich nicht mehr da bin.' Oder es kann auch zum Infantizid (Tötung des eigenen Kindes) kommen. Ich kenne einen Fall, der mich sehr berührt hat, wo die Mutter wahnhaft davon überzeugt war, daß ihr Kind bleibend geschädigt sei durch ihre angeblich schlechte Versorgung. Und dann hat sie sich gesagt: ‚Ich möchte dem Kind das Leiden nicht weiter zumuten. Ich werde das Kind töten und ich werde auch mich umbringen.' Das war eine junge Frau, die bis dato nie krank gewesen war, die glücklich verheiratet war, ein Wunschkind hatte usw. Auch ist sie bei mehreren Ärzten wegen der ‚Krankheit' ihres Kindes gewesen und hat ihnen erzählt, sie mache alles falsch. Und da ist eben pauschal gesagt worden, es sei alles in Ordnung, und Mütter machten sich generell immer zuviele Sorgen. Das sind die tragischen Fälle, wo ich meine, man hätte da etwas genauer hingucken müssen. Man hätte der Frau und ihrer Familie durch eine rechtzeitige Behandlung viel Leid ersparen können. Wie gesagt, es handelt sich im Prinzip um ein leicht erfaßbares Krankheitsbild, wenn man weiß, wonach man fragt und suchen muß."

(Priv.-Doz. Dr. med. Anke Rohde, leitende Oberärztin in der Klinik und Poliklinik für Psychiatrie in Halle)

Relativ typisch für die Wochenbettpsychosen sind Mischformen der oben genannten Ausprägungen, nämlich die Mischung von schizophrenen und depressiven oder manischen Zustandsbildern.

Die schizo-depressiven Erkrankungen gelten als die gefährlichsten, weil hier die Suizidgefahr am höchsten ist.

Allerdings sind die schizo-manischen Mischbilder bei Wochenbettpsychosen am häufigsten (hier paaren sich Euphorie und Antriebssteigerung mit der Überzeugung, verfolgt zu werden oder mit anderen Wahnideen).

Bei postnatalen Psychosen wie auch schweren Depressionen ist die Behandlung in einer Klinik erforderlich, um die Frau optimal behandeln zu können, und um das Leben von Mutter und Kind nicht zu gefährden. Frauen, in deren Familiengeschichte bereits eine manisch-depressive Erkrankung vorgekommen ist, haben ein höheres Risiko, eine Depression oder Psychose nach der Entbindung zu entwickeln. In solchen Fällen sollte man bereits während der Schwangerschaft und nach der Entbindung besonders aufmerksam sein.

4. PND – auch Männersache

Die Krise nach der Geburt, in die eine Mutter geraten kann, zieht immer weite Kreise. Nicht nur die Frau selbst leidet ganz extrem unter ihrem Zustand, für den sie nicht verantwortlich ist, sondern die ganze Familie. Die jeweiligen Partner sind sicherlich in erster Linie betroffen. Die Reaktionen auf den unerwarteten Persönlichkeitswandel ihrer Frau oder Freundin reichen von Hilflosigkeit bis Ablehnung. Viele Männer stehen der veränderten Situation vollkommen hilflos und handlungsunfähig gegenüber. Sie wollen helfen, wissen aber nicht wie. Wie sollen sie auch einordnen können, was um sie herum geschieht, wenn ihre Frau selbst nicht weiß, was mit ihr los ist? Männer sitzen dem Mutter-Mythos gleichermaßen auf. Ein Ehemann und Vater erzählt aus seiner Perspektive, wie sich für seine Frau und für ihn die Krise nach der Geburt des Sohnes entwickelt hat:

„Bevor Florian auf die Welt kam, hatten wir eine ganz ‚normale' Beziehung. Wir gingen beide unseren Berufen nach, und unsere Freizeit ver-

brachten wir gemeinsam. Wir wollten bald heiraten und waren gerade in eine Drei-Zimmerwohnung gezogen, als sich Florian ankündigte. Ein Baby war zu diesem Zeitpunkt nicht geplant, aber dann doch willkommen. Die erste Zeit der Schwangerschaft konnten wir genießen und hatten die Situation im Griff. Ab etwa dem 6. Monat hatte meine Frau eine EPH-Gestose und mußte blutdrucksenkende Medikamente einnehmen. Zeitgleich planten wir einen erneuten Umzug in eine Vier-Zimmerwohnung für viel weniger Miete, und familiäre Probleme mit meinen Eltern nahmen auch drastisch zu. Das war ganz schön viel auf einmal! Wir besuchten zusammen einen Geburtsvorbereitungskurs und dachten eigentlich nur bis zur Entbindung. Wenn das Baby gesund zur Welt käme, dann würde schon alles andere irgendwie gehen.

Am 24.12.92 kam Florian dann gesund in einem Krankenhaus zur Welt. Was waren wir froh und stolz! Am vierten Tag nach der Entbindung hatte meine Frau einen sogenannten Heultag. Als sie nach einer Woche nach Hause kam, ging es ihr ganz gut. Die erste Nacht verlief normal, aber in der zweiten Nacht gab es Probleme mit dem Stillen. Florian war fast die ganze Nacht an der Brust, weinte aber trotzdem viel. Wir waren sehr erleichtert, als am nächsten Tag die Hebamme zu uns kam. Sie stellte fest, daß unser Sohn nicht satt war und deshalb schrie. Wir mußten Flaschennahrung zufüttern, die aber im hohen Bogen wieder raus kam. In der sechsten Nacht dachten wir schon, daß Florian verhungern würde, wenn er alles wieder ausspuckt und fuhren in die Kinderklinik. Dort stellte man einen Flüssigkeitsmangel fest, behielt Florian fünf Tage dort und päppelte ihn auf. Das war für das Stillen nicht gerade förderlich, und meine Frau bekam auch kaum Zuspruch und Unterstützung von den Schwestern.

Als Florian wieder nach Hause kam, wurde alles noch schlimmer! Meine Frau war bald mit den Nerven runter. Sie war ganz ängstlich und voller Sorge, ob sie alles richtig machen würde. Ich dachte damals nicht an eine Depression oder Krankheit. Ich dachte eher, daß meine Frau das wohl alles nicht schaffte, und fragte mich: Wieso schaffen das andere Mütter so locker? Von postnataler Depression hatte ich noch nie etwas gehört! Florian fing fast jeden Abend an zu weinen und hörte dann oft die nächsten Stunden nicht auf. Die Kinderärztin sagte, daß das Drei-Monatskoliken seien und die seien nicht weiter schlimm.

Ehrlicherweise muß ich zugeben, daß ich mich ziemlich ausgeklinkt habe. Ich bin ins Bett gegangen, egal ob Florian schrie oder nicht. Ich habe einen so tiefen Schlaf, daß mich nichts erreichte. Ich habe erst viel später verstanden, wie allein sich meine Frau gefühlt hat, wenn sie stundenlang das weinende Kind umhertrug. Der Schlafmangel machte ihr extrem zu schaffen, und tagsüber war sie ja auch allein für unser Kind verantwortlich, weil ich zur Arbeit gehen mußte.

Nach ungefähr drei Monaten war meine Frau ein komplett anderer Mensch als vor der Schwangerschaft: total ängstlich, nicht in der Lage, die einfachsten Dinge zu tun, wie z.B. duschen, einkaufen u.a. Oft saß sie einfach da und weinte. Sie war völlig überfordert. Ich wollte ihr helfen, wußte aber nicht so genau wie, und meine Frau konnte es mir auch nicht sagen, weil sie es selbst nicht wußte. Es war alles sehr kompliziert. Ich habe sie ziemlich allein gelassen, was mir heute sehr leid tut.

Die Situation wurde allmählich besser, je älter Florian wurde. Mit der Zeit konnte meine Frau schon mal ein paar Stunden am Stück schlafen, was bestimmt auch geholfen hat. Sie gewann mit der Zeit auch etwas Selbstvertrauen zurück, weil sie sah, wie Florian sich entwickelte. Unsere Beziehung wurde auch wieder etwas enger.

Therapeutische Hilfe hat meine Frau nach einem ersten gescheiterten Versuch nicht mehr in Anspruch genommen. Viele Ärzte und Therapeuten kennen sich mit PND nicht aus und haben auch noch nie etwas davon gehört. Wir ja vorher auch nicht! Es müßte viel mehr Aufklärungsarbeit geleistet werden: Eltern sollten darüber informiert werden, daß es PND gibt und sie müssen wissen, wohin sie sich wenden können, wenn es der Mutter schlecht geht. Uns hätte ein Gespräch bestimmt sehr viel weitergeholfen! Deshalb bin ich froh, daß meine Frau eine Selbsthilfegruppe gegründet hat. Das kann anderen vielleicht helfen und wird ihnen viel Angst nehmen. (Bernd)

Manchmal zerbrechen Ehen an dem tagtäglichen Frust. Es hat auch schon Männer gegeben, die die Erkrankung ihrer Frau (welche nicht als PND erkannt worden ist) für sich ausgenutzt haben, indem sie in einem Scheidungsverfahren das Sorgerecht für das gemeinsame Kind beantragt haben. Oder die Mutter selbst hat angesichts ihrer verzweifelten Lage ihr Kind in die vorübergehende Obhut einer Bereitschaftspflegefamilie geben müssen, worunter sie zusätzlich ganz erheblich gelitten hat.

Wir dürfen nicht vergessen, daß sich aus der postnatalen Depression Wechselwirkungen ergeben. Das Umfeld reagiert auf die Depression der Frau, und diese Reaktionen können zu einer zusätzlichen Belastung heranwachsen, auch wenn es nicht beabsichtigt ist. Selbst wenn zum Beispiel die Depression keinerlei Ursachen in der Beziehung hat, hat sie zumindest Auswirkungen auf die Partnerschaft.

Daneben stellen schwere postnatale Depressionen und Psychosen immer eine potentielle Gefahr für das Leben von Mutter und Kind dar. Wenn die Mutter sich mit Selbstmordgedanken trägt, besteht die Möglichkeit, daß sie ihr Kind oder ihre Kinder mit in den Tod nimmt. Dabei muß sie nicht unbedingt unter Wahnvorstellungen leiden, die sie in Verkennung der Realität zu diesem Handeln leiten. Es geschieht vielmehr in dem Bewußtsein, das Kind bei der Mutter zu wissen und ihm ein Leiden in der hiesigen Welt zu ersparen.

Anders verhält es sich bei Wochenbettpsychosen, in deren Verlauf die betroffene Frau allem Irdischen vollkommen entrückt ist. Sie kann ihr Baby unerwartet in einer gefährlichen Situation zurücklassen oder dessen Bedürfnisse falsch einschätzen. Da sie Realität und Phantasie nicht mehr voneinander unterscheiden kann, besteht die Gefahr, daß sie ihre destruktiven Bilder und Vorstellungen in die Tat umsetzt und somit dem Kind großen Schaden zufügt oder es im Extremfall sogar umbringt.

Die Psychosen in Schwangerschaft und Wochenbett regten schon in der Antike Hippokrates (4. Jh. v. Chr.) zu Überlegungen über die Entstehung dieser Erkrankung an. Doch erst im 19. Jahrhundert flammte das Interesse erneut auf. Die Vernachlässigung dieses Themas könnte damit zusammenhängen, daß über Jahrhunderte hinweg das Kinderkriegen mit einer hohen Sterblichkeit verbunden war. Erst seitdem man die Wochenbettinfektionen durch eine bessere Hygiene in den Griff bekommen hat, sind die Probleme der postnatalen Depression offensichtlich geworden. Der französische Arzt Louis Victor Marcé lieferte den wohl bemerkenswertesten Beitrag zu dieser Problematik. Mit seinem Werk legte er den Grundstein für die Entwicklung der endokrinologischen Wissenschaft, die den Einfluß der Hormone – in Verbindung mit dem Gehirn – auf unser Verhalten erforscht.[9]

5. Mütterkrisen und Justitia

Seit 1939 gibt es im britischen Strafrecht den sogenannten „Infanticide Act", der beinhaltet, daß eine Mutter in den ersten zwölf Monaten nach der Entbindung des Mordes am eigenen Kind nicht schuldig gesprochen werden kann, wenn ihr geistig-seelisches Gleichgewicht dadurch gestört ist, daß sie sich von den Folgen der Geburt noch nicht erholt hat.

Ein ähnlicher Paragraph ist auch im deutschen Strafrecht verankert: Nach §217 STGB wird Kindsmord milder als Mord bestraft. Allerdings bezieht sich dieser Paragraph nur auf die Mutter eines nichtehelichen Kindes, da der Gesetzgeber davon ausgeht, daß die psychische Belastung bei nichtehelich Gebärenden besonders hoch anzusetzen sei. Außerdem legt der §217 eine zeitliche Grenze fest, die eng an den Geburtsvorgang gekoppelt ist (während und nur wenige Stunden nach der Entbindung). Die Fakten sprechen gegen diese Eingrenzungen, die jeglichen Realitätsbezugs entbehren.

In Deutschland ist die postnatale Problematik kaum bekannt. Die wenigsten wissen, daß die Meldungen in den Medien über Selbstmorde von Müttern und über Tötungsdelikte von Kindern durch ihre Mütter im Zusammenhang mit schweren Depressionen oder Psychosen stehen können, die sich im Gefolge einer Geburt entwickelt haben: „Mutter tot, Kind gerettet", „Mutter wollte die Familie auslöschen", „Kind mit Tabletten vergiftet", „Frau nahm Kind mit in den Tod", „Kind erwürgt" etc. Diese Überschriftensammlung ließe sich weiter fortsetzen.

Fast alle Artikel haben eines gemeinsam: Sie verweisen auf eine meist seit der Geburt des Kindes bestehende Depression der Betroffenen. Wenn eine Mutter gemeinsam mit ihrem Kind oder Kindern den Tod findet, spricht man von einem „erweiterten Suizid". Was ist aber, wenn eine Frau ihr Kind umgebracht hat und der anschließend geplante Selbstmord mißlingt oder aus unerfindlichen Gründen doch nicht mehr vollzogen wird? Endstation wird das Gericht sein, obwohl es kaum noch einer zusätzlichen Strafe bedarf.

Zu rechtlichen Folgen der Tötung des eigenen Kindes äußert sich Dr. Anke Rohde folgendermaßen:

„Ganz gefährlich wird es, wenn tief depressive Frauen sich sagen: ‚Es hat keinen Zweck mehr weiterzuleben. Ich kann mein Kind, das mir lieb und teuer ist und für das ich mich verantwortlich fühle, nicht alleine auf dieser bösen Welt zurücklassen.' In diesem Zusammenhang spricht man in der Psychiatrie vom ‚erweiterten Suizid'. Das bedeutet, daß sich eine Person umbringt, weil sie das Leben nicht mehr aushält, und dann jemanden mitnimmt, der ihr sehr nahe steht. Und das ist etwas, was hauptsächlich von Müttern mit Kindern gemacht wird. Dieses Phänomen treffen wir auch sonst im Rahmen von Psychosen an. Ich habe auch schon erlebt, daß sich Frauen zuammen mit ihren älteren Kindern das Leben genommen haben. Es kommt eben darauf an, daß man diese Kombination vorliegen hat: Mutter mit Kind und schwerer psychiatrischer Erkrankung (z.B. schwere Depression oder Psychose), die soweit reicht, daß eine Frau nicht mehr leben möchte. Und wenn man gerade die Zeit nach der Entbindung sieht, wo besonders häufig Depressionen auftreten und auf der anderen Seite die Mütter genau wissen, daß das Kind noch auf sie angewiesen ist, dann ist diese Verknüpfung sehr ernst zu nehmen. Auch wenn es selten vorkommt, daß Mütter ihre Kinder töten, ist jeder Einzelfall für sich genommen sehr dramatisch. Ich habe in der Zwischenzeit eine ganze Reihe von Fällen gesammelt und jeder Fall ist extrem tragisch für die betroffenen Frauen und ihre Familien. Es kommt gar nicht so selten vor, daß eine Frau bei dem Versuch, sich und ihr Kind umzubringen, den Selbstmord überlebt, das Kind aber nicht. Ich habe einmal eine Patientin behandelt, die im Rahmen einer Wochenbettpsychose ihr Kind getötet hat und die lange damit zu kämpfen hatte. Ich glaube, sie wird im Grunde genommen nie damit fertig werden. Diese Frau sagte sich dann irgendwann einmal: ‚Ach, was soll mir schon noch Schlimmeres passieren. Das Schrecklichste ist mir ja schon widerfahren.' Sie stand lange Zeit später vor der Frage: ‚Warum habe ich das gemacht, ich habe mein Kind doch so sehr geliebt.'

Schlimm ist es, wenn solche Frauen, die einen erweiterten Suizid versucht und dabei ihr Kind getötet haben, in eine forensische Klinik kommen. Forensische Kliniken sind Einrichtungen, in denen psychisch kranke Straftäter untergebracht werden – meist Männer, häufig Sexualverbrecher, Mörder etc. Die Frau, von der ich eben berichtet habe, ist damals auch mehrere Monate in einer psychiatrischen forensischen Klinik gewesen. Erschwerend hinzu kam, daß es sich um eine sehr alte Klinik handelte und die Frau zusammen mit schwer gestörten psychisch kranken Straftätern zusammen auf einer Station war – so ein winzig kleines Persönchen wie sie war. Sie hat dort viele Monate gesessen, bevor klar wurde, daß sie schuldunfähig war und in ein normales psychiatrisches Krankenhaus überwiesen werden konnte. Und genau hier liegt das Problem. Ich denke, daß die Rechtsanwälte manchmal nicht richtig reagieren. Denn wenn so etwas nach der Entbindung geschieht, muß so schnell wie möglich ein psychiatrisches Gutachten erstellt werden, um zu klären, in welchem Zustand sich die Mutter befunden hat. Und wenn eine Mutter den Suizid klar geplant hat, aber auf dem Boden einer schweren Depression oder Psychose, dann ist sie dafür nicht voll verantwortlich bzw. nur eingeschränkt schuldfähig. Dabei ist es nicht wichtig, wann sie die ‚Tat' begangen hat (das kann auch noch Monate nach der Entbindung sein), sondern ausschlaggebend ist der jeweilige Zustand. Dann muß eben retrospektiv gesucht werden: ‚Was war los, wie ist es dazu gekommen?' etc. Wenn eine Entscheidung zum Suizid bzw. zum Infantizid vor dem Hintergrund einer schweren Depression oder Psychose getroffen wird, dann fehlt dieser Person die volle Einsichtsfähigkeit und das Unterscheidungsvermögen zwischen Recht und Unrecht. Und diese Frauen werden entweder gar nicht angeklagt, das Verfahren wird dann eingestellt, oder sie bekommen eine Strafmilderung. Es bedarf der raschen Anfertigung psychiatrischer Gutachten. Aber trotz allem – auch wenn eine Mutter freigesprochen wird –, es ist für sie alles extrem schlimm."

Michele G. Remington aus Vermont (U.S.A.) ist ein solcher Fall: Sie tötet in einem Anfall von Unzurechnungsfähigkeit ihr langersehntes Kind sechs Wochen nach der Geburt. Sie selbst überlebt ihren Selbstmordversuch. Ihren langen Leidensweg schildert sie – zusammen mit ihrem behandelnden Psychiater Carl Burak – in einem kürzlich in deutscher Ausgabe erschienen Buch. Michele G. Remington wird des Mordes angeklagt und mit Hilfe zahlreicher medizinischer Gutachten freigesprochen. Ihr Mann hat ihr immer zur Seite gestanden. Der Fall Remington hat in Amerika dazu geführt, das öffentliche Interesse an der postnatalen Depression erneut aufleben zu lassen. Er machte betroffenen Frauen Mut, ihr Schweigen zu durchbrechen. In ihrem Schlußwort schreibt Michele G. Remington: „Ich werde nie mehr der Mensch sein, der ich vor diesem tragischen Tag war. Ich kann das Chaos und das Leid, das ich über die Menschen gebracht habe, die nie aufhörten mich zu lieben, nicht mehr rückgängig machen. Ich kann nur hoffen, daß dieses Buch in gewisser Weise helfen kann – daß manche Leute aufmerksamer werden, daß sie Vorsichtsmaßnahmen ergreifen und sich das Wissen aneignen, das so wichtig ist. Wenn durch

Wachsamkeit auch nur ein einziges Leben gerettet wird, werde ich dafür dankbar sein".[10]

Die hier geschilderten Extremfälle sind sicherlich selten. Und dennoch: Es sind derer zu viele! Denn selbst sehr schwere Krankheitsverläufe sind relativ gut behandelbar und können schnell der Vergangenheit angehören. Voraussetzung ist, daß die aufgetretene Depression als eine Erscheinung erkannt wird, die eng mit der Geburt verknüpft ist. Die Hinweise auf schwer verlaufende Depressionen und Psychosen sollten dazu beitragen, daß man Sie mit Ihren Gefühlen, Ihren Ängsten, Ihren Problemen und Sorgen ernst nimmt und diese nicht als typische „Frauen-Weh-Wehchen" abqualifiziert. Denn die wenigsten wissen, daß sich viele Frauen besonders im ersten Jahr nach der Geburt eines Kindes auf einer schmalen Gratwanderung zwischen anhaltender Erschöpfung und Zusammenbruch bewegen. Irgendwie kriegen sie immer wieder die Kurve. Doch wird die Frage nach dem Warum und Wie häufig zu einer mühsamen und langen Suche, die durch angemessene Information ein großes Stück abgekürzt werden kann. Sie werden beim weiteren Lesen auch feststellen, daß es sich bei den vielen hier zu beschreibenden Ursachen um relativ normale „Nachwehen" handelt, die sich erst in ihrer Anhäufung zu einer Krise bündeln.

Teil III
Ursachen: Ein individuelles Puzzle-Bild

Wenn nach der Geburt eines Kindes das vielgepriesene Mutterglück ausbleibt, stellen sich alle Frauen die Frage nach dem Warum.

Für viele scheint es offensichtlich keinen Grund zu geben, sich traurig und niedergeschlagen zu fühlen. Wenn dann auch noch andere sagen ‚Ja, was willst du eigentlich? Dein Kind ist gesund und munter, du hast einen lieben Mann. Es ist doch alles in Ordnung', kann es wohl nur eine Lösung geben: ‚Ich habe schuld. Es liegt an mir. Ich bin keine gute Mutter'. Es soll Ihnen hier das Gegenteil bewiesen werden. Sie haben nämlich durchaus sehr viel Grund, nicht vor lauter Freude und Glück zu zerbersten. Die Geburt eines Kindes löst zahlreiche biologische, psychische und soziale Umstellungsprozesse aus, die manchmal nur langsam bewältigt werden können.

Ich werde Ihnen eine Palette von möglichen Ursachen vorstellen, die helfen soll, Licht in das Dunkel zu bringen. Ursachen weisen auch gleichzeitig immer auf Auswege hin. Es ist selbstverständlich, daß nicht alle der hier aufgeführten Kriterien auf eine Frau zutreffen. Jeder Mensch hat seine eigene spezifische physische und psychische Grundausstattung, mit der er als unverwechselbares Individuum eingebunden ist in einen größeren Bezugsrahmen (z.B. Familie, Gesellschaft). Somit variieren auch die Ursachen, die in postnatale Probleme münden können, von Frau zu Frau.

Über die Faktoren, die zur postnatalen Depression hinführen, ist schon viel geschrieben worden – allerdings mehr im anglophonen Sprachraum. In der Bewertung der Ursachen liegen teilweise unterschiedliche Forschungsergebnisse vor, einiges gilt auch auch noch nicht als wissenschaftlich abgesichert. Diese Tatsache mag verdeutlichen, wie individuell verschieden die Rahmenbedingungen ausfallen können, inerhalb derer sich eine postnatale Depression entwickelt. Ich denke, daß für uns einfach wichtig ist, daß es eine Kann-Aussage gibt und in diesem Sinne sollen die hier vorgetragenen Ursachen, die derzeit weltweit in der Wissenschaft zur Diskussion stehen, verstanden werden.

In den meisten Fällen kommen viele belastende Faktoren zusammen, die das Leben plötzlich grau erscheinen lassen. Benutzen Sie also die hier dargelegten Ursachen wie ein Puzzle. Bedenken und überprüfen Sie jene Teilaspekte, von denen Sie vermuten, daß sie bei Ihnen eine Rolle spielen könnten. So fügt sich auf diese Art ein speziell auf Sie zugeschnittenes Gesamtbild zusammen. Mit diesem persönlichen Puzzle wird es Ihnen leichter fallen, Veränderungen einzuleiten und Abhilfe zu schaffen.

Es ist auch denkbar, daß ein einzelner Grund so schwer wiegt, daß daraus eine Krise entsteht. Jede(r) von uns weiß – auch ohne Kinder – was z.B. Isolation und Einsamkeit bedeuten oder wohin uns ein andauernder Schlafmangel bringen kann. Auch hormonelle Verschiebungen sind in manchen Fällen für sich genommen ausreichend genug, um Depressionen auszulösen.

Es gibt eine große Bandbreite des Möglichen. In der Fachwelt wird heute mehr und mehr davon ausgegangen, daß es sich bei der postnatalen Krise um ein multifaktorielles Problem handelt: Faktoren biologischer, psychischer und gesellschaftlicher Natur wirken zusammen und greifen ineinander über, bis schließlich die Grenze des Erträglichen erreicht ist und Geist und Körper nur noch nach Hilfe schreien. Prof. Dr. Elisabeth K. Herz aus Washington macht darauf aufmerksam, daß nicht zuletzt auch die Anzahl und die Intensität der einzelnen Belastungsfaktoren das Ausmaß der postnatalen Depression bestimmen.[11]

1. Biologische Ursachen für den Seelensturz

Der Körper ändert sich

Die körperlichen Umstellungen, die nach der Entbindung einsetzen, sind ebenso massiv wie jene, die die Schwangerschaft begleiten. Nur gibt es einen gravierenden Unterschied: Sie ereignen sich wesentlich schneller. Der Wechsel vom Status einer Schwangeren zu einer Nicht-Schwangeren kommt einem Sturzflug gleich:

Der Bauch fällt zusammen und wirkt jetzt relativ schlaff und faltig. Wer ein schwaches Bindegewebe hat, muß manchmal bleibende Dehnungsstreifen hinnehmen, die zudem in bläulichlila

Farbtönen schillern. Trotz Gewichtsabnahme zeigt die Waage immer noch ein paar Kilo zuviel an. Durch den Milcheinschuß werden die Brüste groß und schwer – oft schmerzhaft spürbar. Viele Frauen, bei denen ein Dammschnitt vorgenommen worden ist, leiden erheblich unter der Dammnaht, die noch Wochen nach der Geburt Schmerzen bereiten kann. Verstopfung und Schwierigkeiten beim Urin-Lassen sind typische nachgeburtliche Beschwerden. Häufig haben Frauen nach der Entbindung mit Rückenschmerzen zu kämpfen – hervorgerufen durch die Belastung in der Schwangerschaft und/oder durch ein überlanges Pressen kurz vor der Niederkunft.

Wie wir noch erfahren werden, hat die nach der Entbindung eintretende Erschöpfung viele Ursachen. In physiologischer Hinsicht kann die Energielosigkeit durch eine Anämie bedingt sein, die durch Blutverlust infolge der Geburt oder aufgrund wiedereinsetzender Menstruation entsteht. Auch Kaliummangel, der eventuell auf eine schlechte Ernährung zurückzuführen ist, kann an der übermäßigen Erschöpfung beteiligt sein. Daneben gilt es als erwiesen, daß ein Vitamin-B-Mangel Müdigkeit, Reizbarkeit und depressive Verstimmungen fördert.

Der Einfluß der Hormone

Haben Sie sich schon einmal überlegt, daß Ihr seelisches Tief, das Sie gerade durchlaufen, unter anderem auf einen Ungleichgewicht Ihres Hormonhaushalts beruhen könnte? Es ist durchaus möglich, denn Schwangerschaft und Geburt verursachen einschneidende hormonelle Umwälzungen, die erheblichen Einfluß auf unsere Psyche haben können.

Alle Frauen sollten zumindest in groben Zügen wissen, welche biologischen Vorgänge während Schwangerschaft und Geburt ablaufen. Dieses Wissen hilft, seelische Veränderungen, mit denen wir zu bestimmten Zeitpunkten konfrontiert werden, besser einzuordnen.

Ohne Hormone – und damit sind nicht allein die Geschlechtshormone gemeint – gibt es kein Leben. Hormone sind die chemischen Botenstoffe unseres Körpers, die sämtliche Tätigkeiten unseres Organismus steuern: Wachstum, Körpertemperatur, sexuelle Entwicklung, Ausbildung der Muskeln, Verdauung und vieles mehr. Damit die Hormonproduktion und -freisetzung nicht wahllos geschieht, sorgen zwei übergeordnete Organe im Gehirn für die Hormonregulierung: die Hypophyse (Hirnanhangdrüse) und der Hypothalamus (Teil des Zwischenhirns). Beide stehen miteinander in Verbindung. Gleichzeitig erhält der Hypothalamus Meldungen über das Zentralnervensystem und über das vegetative, vom Willen unabhängige Nervensystem. Aufgrund der engen Beziehungen zwischen den Zentren des Hormondrüsensystems im Gehirn und jenen Gehirnabschnitten, die für unser Gefühlsleben bedeutend sind, wird erklärbar, warum hormonelle Störungen über verschiedene biochemische Veränderungen zu depressiven Verstimmungen beitragen können. Im Wochenbett kommen vielfältige und erst teilweise bekannte Wechselwirkungen zwischen den weiblichen Hormonen und stimmungsregulierenden Neurotransmittern (z.B. Serotonin, Noradrenalin, Dopamin) im Gehirn zum Tragen.

Mit der Empfängnis verändert sich die hormonelle Situation beträchtlich, um den Körper auf Schwangerschaft zu programmieren: Östrogene und Progesterone werden vermehrt produziert. Gleichzeitig kommt es zur Herausbildung vier einzigartiger neuer Hormone, die ausschließlich in der Schwangerschaft vorzufinden sind. Die Plazenta bildet sich und übernimmt anstelle des Eierstocks die weitere Produktion von Östrogen und Progesteron in sehr großen Mengen (das 30- bis 50-fache dessen, was der Körper gewöhnlich produziert). Daneben steigt der Prolaktinspiegel stetig an. Das Hormon Prolaktin ist für die Bildung der Milch zuständig. Die Veränderung des Hormonhaushalts während der Schwangerschaft ist ein allmählicher, über Monate hinweg andauernder Prozeß.

Nach der Entbindung kommt es dagegen zu einem enormen, innerhalb weniger Stunden sich ereignenden Abfall von Östrogen und Progesteron. Paralell dazu wird Prolaktin verstärkt gebildet. Die von der Plazenta erzeugten vier einzigartigen Hormone verschwinden wieder vollständig. Zusätzlich kommt es zu einer Normalisierung bzw. Funktionsreduzierung von Schilddrüse und Nebennierenrinde, die während der Schwangerschaft vermehrt Hormone ausgeschüttet haben. Auch die sogenannten Endorphine, die als körpereigene Schmerzmittel während der Geburt übermäßig gebildet wurden, sind nun überflüssig und fallen drastisch ab. Einige Fachleute haben den enormen Rückgang der Hormone nach der Entbindung mit einem biologisch herbeigeführten Entzug verglichen: die entstehenden psychischen Reaktionen (Traurigkeit, Reizbarkeit, Depressionen) ähneln jenen Symptomem, die ein Mensch zeigt, der unter Drogenentzug steht. Untersuchungen über den Zusammenhang zwischen Hormonspiegel und Gemütszuständen vor und nach Geburten haben ergeben, daß das Absinken des Östrogens zu erheblichen Schlafstörungen führt, und daß die Wahrscheinlichkeit, nach der Geburt eine Depression zu entwickeln, umso höher ist, je stärker das Progesteron absinkt.

Womit hängt das zusammen? Das Hormon Progesteron ist der reinste Balsam für die Seele. Es beruhigt, sorgt für Gelassenheit und wirkt auf das Gehirn wie ein natürliches Antidepressivum. In der Schwangerschaft wird Progesteron verstärkt ausgeschüttet. Wissenschaftler vermuten, daß dadurch schwangere Frauen weniger empfindlich auf äußeren psychischen wie physischen Streß reagieren. Es ist schon ein faszinierender Gedanke, daß ein Schwangerschaftshormon bewirken kann, bei der werdenden Mutter einen Zustand der Ruhe und Ausgeglichenheit hervorzurufen. Für die amerikanische Wissenschaftsjounalistin Maggi Scarf macht diese biologische Einrichtung durchaus ihren Sinn: „Deshalb leuchtet es – evolutionär betrachtet, also vom Standpunkt der Anpassungsmechanismen, die die Überlebenschancen begünstigen – ein, daß ein die Schwangerschaft unterstützendes Hormon wie ein Beruhigungsmittel wirkt. Ist die werdende Mutter ruhig, dann schafft sie einen Lebensraum, in dem sich der Embryo fest einnisten und optimal wachsen kann."[12]

Jede Plazenta produziert in der Schwangerschaft ein anderes Progesteronniveau. Das könnte unter anderem auch erklären, warum die eine Frau mehr, die andere weniger von postnatalen Reaktionen betroffen ist. Dr. Katharina Dalton, die als Expertin in der Erforschung der postnatalen Depression und des prämenstruellen Syndroms gilt, fand heraus, daß gerade jene Frauen, die sich während ihrer Schwangerschaft ausgesprochen gut gefühlt haben, eine besonders hohe Progesteronproduktion vorweisen. Da bei diesen Frauen der Spiegel des beruhigenden und beschützenden Hormons nach der Niederkunft umso tiefer absinkt, seien sie für postnatale Verstimmungen besonders anfällig. Insgesamt gesehen wird in der nachgeburtlichen Phase dem Körper der frisch entbundenen Frau eine hohe Anpassungsleistung an die veränderte Hormonsituation abverlangt. Es ist nur allzu verständlich und normal, daß vielen Frauen diese Anpassung an die gewaltigen biologischen Veränderungen schwer fällt.[13]

Anders als beim Baby-Blues, der in den ersten zehn Tagen nach der Entbindung auftritt, und der vorrangig auf die hormonellen Veränderungen nach der Niederkunft zurückgeführt wird, ist der hormonelle Einfluß bei der verzögert einsetzenden postnatalen Depression weniger erkennbar. Aber auch hier scheint es einen Zusammenhang zu geben. Laut Dr. Dalton sind Frauen zu bestimmten Zeitpunkten besonders anfällig, eine psychische Erkrankung zu entwickeln. Und zwar immer dann, wenn sich ihr Hormonspiegel abrupt ändert: nicht nur am Ende der Schwangerschaft, sondern auch nach dem Abstillen, bei Wiedereinnahme der Pille und mit Wiedereinsetzen der Menstruation. Besonders kritisch ist die Zeit, wenn die Regel wiederkehrt, da damit ein erneuter Progesteronabfall verbunden ist. Hinzu kommt, daß das für die Milchbildung zuständige Hormon Prolaktin die Produktion von Östrogen und Progesteron hemmt. Das bedeutet, daß es schon eine Weile dauern kann, bis sich der Östrogen- und Progesteronspiegel wieder einbalanciert.

Die Normalisierung dieser beiden bedeutenden Hormone kann durch zahlreiche äußere Streßreize erschwert werden. Das müssen Sie sich folgendermaßen vorstellen: Vielleicht hatten Sie eine anstrengende Geburt, im Krankenhaus fühlten Sie sich auch nicht so gut aufgehoben, wieder zu Hause haben Sie es mit einem ständig weinenden und schreienden Säugling zu tun, vielleicht ist noch ein weiteres Kleinkind mit seinen eigenen Ansprüchen da, Besucher melden sich an, eventuell steckt Ihr Mann in einer beruflich stressigen Phase, daneben warten unzählige Anforderungen auf Sie: Stillen, Wickeln, Waschen, Putzen, Kochen etc. Es gibt kaum Ruhepausen, in denen Sie wieder Kraft tanken können. Dies alles bleibt nicht ohne Wirkung auf den ohnehin schon durch die Entbindung erschütterten Hormonhaushalt, der keine Chance hat, sein Gleichgewicht wiederherzustellen. Da sich die Hirnanhangdrüse nach der Geburt noch in einer Art Ruhezustand befindet, gelingt es ihr nicht, die unzähligen auf sie einhämmernden Außenreize zu verarbeiten. Schließlich streikt sie vollständig und sendet nur noch unkontrolliert Impulse aus. Dadurch wird das ganze vegetative Nervensystem in Mitleidenschaft gezogen, was sich für die betroffene Mutter in vegetativen Beschwerden äußern kann.

Damit ist verständlich, daß die spät einsetzende Form der postnatalen Depression durchaus eine biochemische Ursache haben kann.

In der Frage, welche Rolle die Hormone in der Zeit nach der Geburt in unserem Seelenhaushalt spielen, taucht ein weiterer Aspekt auf, der auch in wissenschaftlichen Abhandlungen immer wieder zur Diskussion steht: Denn nicht allein ein bestimmter Mangel an Hormonen (und den damit zusammenhängenden biochemischen Veränderungen im Gehirn) kann nachgeburtliche Probleme auslösen, sondern allein schon hormonelle Schwankungen. Wie ist das zu verstehen? Marie-Elisabeth Fritze, Heilpraktikerin in Hamburg, erläutert diesen Zusammenhang:

„Wenn der Labortest keinen Befund ergibt, wenn also im wesentlichen alles in Ordnung ist, Hormone in jeweils ausreichender Menge ausgeschüttet und dem Organismus zur Verfügung gestellt werden, können dennoch sogenannte funktionelle Schwankungen auftreten. Die Frage nach dem Zusammenspiel der endokrinen Drüsen und der Balance dieses Zusammenspiels kann nicht immer im Labor beantwortet werden. Auch ohne nachweisbaren organischen Defekt können hormonelle Schwankungen zu einer Vielzahl individueller körperlicher und psychischer Symptomatik führen. Solche funktionellen Störungen sind bei postnatalen Depressionen feststellbar. Die Bereitschaft, auf körperliche Veränderungen psychisch zu reagieren oder umgekehrt seelischen Konfliktstoff körperlich auszuagieren, ist von Mensch zu Mensch verschieden.

Die Hypophyse, die Hirnanhangdrüse, verkoppelt das weibliche Hormonsystem mit dem vegetativen Nervensystem. Ereignisse, die das Hormonsystem belasten oder dramatisch verändern, wie z. B. Pubertät, Klimakterium, Geburt, haben auch einen Einfluß aufs Vegetativum, d. h. darauf, wie wir uns fühlen. Wenn wir Kinder bekommen, hören wie viel darüber, wie wir uns fühlen sollen. Wir orientieren uns an bestimmten vorgegebenen Verhaltensnormen. Wenn aber das, was wir selbst wahrnehmen, ganz und gar nicht dem entspricht, was wir hätten fühlen sollen, was dann? Dann wird das Bild von der guten Mutter, die wir doch sein wollten, zu einem Alptraum, der auf uns mit Fingern zeigt und uns schuldig spricht. Und Schuld intensiviert die ohnehin vorhandene Angst und Depression.

Funktionelle hormonelle Störungen können Wochen, ja selbst Monate nach einer Geburt noch auftreten und lange anhalten. Manche Frauen finden nicht ohne Hilfe zu einer hormonellen Balance zurück. Das Hormonsystem ist komplex und kompliziert. Östrogen allein beeinflußt mehrere hundert Stoffwechselvorgänge im Körper. Schwankungen und Störungen sind da gar nicht so verwunderlich.

Das eigentliche große Wunder ist das, was wir Gesundheit nennen: die jedem lebendigen Organismus innewohnende Fähigkeit, sich aus sich selbst heraus im Gleichgewicht zu halten und sich ins Gleichgewicht zurückzuregulieren, wenn es verloren ging. Heilen heißt daher im Sinne der Naturheilkunde: Impulse zur Selbstregulation zu vermitteln. Haben nun postnatale Depressionen eher körperliche oder psychische Ursachen? Ich denke, beides ist möglich und kann auch miteinander verwoben sein. Wenn sich das psychische Befinden einer betroffenen Frau allein durch hormonelle Stabilisierung bessern oder auch heilen läßt, haben sicher körperliche Auslöser eine Hauptrolle gespielt. Ist aber ein tiefer Konflikt an die Oberfläche gespült worden, dann reicht die körperliche Behandlung nicht aus, um heilend zu helfen. Dann sollte eine gute Psychologin der erste und wesentlichere Ansprechpartner sein.

Die Rolle der Schilddrüse

Die postnatale Depression oder auch Erschöpfungszustände können ihre Ursache in einer Schilddrüsenschwäche haben. Die plötzliche hormonelle Umstellung nach der Entbindung kann zu einem Mangel des chemischen Botenstoffes Thyreotropin führen. Dieses Hormon der Hypophyse veranlaßt die Schilddrüse dazu, ihre speziellen Hormone auszuschütten, die den Stoffwechsel beeinflussen. Eine Mangelerscheinung führt dazu, daß der Organismus nur noch langsam arbeitet. Die davon betroffenen Frauen fühlen sich nach der Entbindung lethargisch und ermüden schnell. Daneben können sich noch weitere Symptome zeigen: trockene Haut, Haarausfall, verlangsamter Puls. Der Lebensmut ist insgesamt gedämpft.

Umgekehrt ist es auch möglich, daß zu viele Schilddrüsenhormone ausgeschüttet werden, wenn es der Schilddrüse nicht gelingt, sich nach der Niederkunft wieder ins normale Gleis einzufügen. Das vegetative Nervensystem wird dadurch in Mitleidenschaft gezogen und kann sich in folgenden Beschwerden niederschlagen: hohe Nervosität, Überängstlichkeit, innere Unruhe, Ein- und Durchschlafprobleme.

Eine Schildrüsendysfunktion kann vor allem die spät einsetzende postnatale Depression mit verursachen oder sogar ihr wichtigster Auslöser sein.

Das prämenstruelle Syndrom

Welche Frau kennt sie nicht: die Tage vor den Tagen. Nach fachlichen Schätzungen fühlen sich ungefähr 40 bis 80 Prozent aller Frauen im Alter zwischen 15 und 50 in den Tagen vor ihrer Menstruation unwohl (maximal 14 Tage vorher). Das Spektrum reicht von leichten bis zu massiven körperlichen und seelischen Beschwerden. Vielleicht sind Sie ungewohnt reizbar, weinerlich, unkonzentriert, schlecht gelaunt und deprimiert. Die kleinste Kleinigkeit kann Sie aus der Fassung bringen. Ihr Mann braucht Sie nur einmal schief anzusehen und schon brüllen Sie los. Daneben quält ein aufgedunsener Unterleib, die Brust schmerzt, die Haut ist fahl und unrein. Kopfschmerzen bis hin zur Migräne können auftreten. Sie sind entweder appetitlos oder verspüren einen Heißhunger – vor allem auf Süßigkeiten. Wir haben es mit dem sogenannten prämenstruellen Syndrom (PMS) zu tun.

Charakteristisch für die PMS-Symptomatik ist ihr zyklisches Auftreten, das heißt, es besteht ein zeitlicher Zusammenhang mit der nahenden Monatsblutung. Die Befindlichkeitsstörungen können irgendwann zwischen Eisprung und Menstruation beginnen. Und sie können von ein bis zwei Tagen bis hin zu zwei Wochen dauern. Jeden Monat, mit dem Einsetzen der Menstruation oder kurz danach, hören die Beschwerden wieder auf – oftmals so plötzlich, als hätte es sie nie gegeben.

Was hat das prämenstruelle Syndrom mit der postnatalen Depression zu tun? Untersuchungen haben ergeben, daß sich die postnatale Depression gehäuft bei Frauen finden läßt, die an Störungen des Menstruationszyklus und/oder prämenstruellen Spannungen leiden. Hier liegt als Ursache eine biologische Komponente vor:

„Eine postnatale Depression entsteht, wenn es mit der Plazentaausstoßung bei der Geburt zu einem abrupten Abfall des Progesteronspiegels kommt. Ähnlich entsteht das prämenstruelle Syndrom, wenn es vor der Menstruation zu einem Abfall des Progesteronspiegels kommt. Beide Störungen verschlechtern sich durch Einnahme der Pille und nach einer Sterilisation. Sie setzen in Zeiten hormonaler Umstellung ein, und in beiden Fällen hängt die Diagnose eher vom zeitlichen Auftreten als der genauen Art der Symptome ab", äußert sich Katharina Dalton über die Ähnlichkeit beider Erscheinungen.[14] Weiter stellte sie fest, daß 84 Prozent der Frauen, die einmal eine postnatale Depression hatten, danach das prämenstruelle Syndrom entwickelten. Bei manchen Frauen kann sich auf diese Art die postnatale Depression langsam abbauen, indem sich von Zyklus zu Zyklus die Depressionsphase verkürzt. Bei anderen Frauen wiederum kann es sein, daß sich das PMS über Jahre hartnäckig hält.

Die biologische Forschung sollte dem Phänomen, daß bei schwer verlaufenden Depressionen Selbstmordversuche häufig in die Zeit kurz vor Ausbruch der Regel fallen, wesentlich mehr Beachtung schenken.

Führen Sie möglichst genau Buch (Regelkalender!) darüber, wann Sie Ihre Menstruation haben und wann sich Ihr Zustand verschlechtert oder verbessert. Hilfreich wären auch einige zusätzliche Angaben zu Ihren Symptomen. Auf diese Weise läßt sich das allmähliche Übergehen der postnatalen Depression in das prämenstruelle Syndrom nachvollziehen.

Die Frage der Erblichkeit

Fachleute gehen davon aus, daß zumindest bei schweren Depressionen und Psychosen wahrscheinlich eine genetische Veranlagung vorliegt. Ungeklärt ist, wie hoch ihr Anteil ist.

Es wird vermutet, daß es bei einer solchen (endogenen) Depression zu Störungen der Stoffwechselprozesse im Gehirn (genauer: im Transmitterhaushalt) kommt. Wenn eine familiäre Belastung besteht und vor allem die eigene Mutter an nachgeburtlichen Befindlichkeitsstörungen gelitten hat, ist das Risiko größer, daß auch ihre Tochter eine postnatale Depression oder Psychose entwickelt. Dr. Anke Rohde macht in diesem Zusammenhang folgende Ergänzung:

> „Es heißt aber andererseits nicht, daß man keine Wochenbettdepression bzw. -psychose bekommt, wenn bisher niemand in der Familie so etwas hatte. Eine solche Depression kann man bekommen, ohne ‚selbst schuld' zu sein, genauso wie andere Erkrankungen, z.B. Diabetes, Bluthochdruck, Rheuma etc. Wir hoffen, daß die biologische psychiatrische Forschung uns in Zukunft mehr Erkenntnisse über genaue Zusammenhänge im Gehirn bringen wird."

Einmal PND – immer PND?

In der Fachliteratur wird davon ausgegangen, daß bei Frauen, die schon einmal eine postnatale Depression oder Psychose erfahren haben, ein erhöhtes Risiko für eine Wiederholung nach einer weiteren Schwangerschaft besteht. Die Angaben über die Wiederauftretensrate postnataler Erkrankungen schwanken. Hier müssen wir unterscheiden zwischen jenen Untersuchungen, die sich auf die postnatale Depression beziehen und Forschungsergebnissen, die auf die postnatale Psychose Bezug nehmen. Für die PND liegen folgende Zahlen vor: Dalton ermittelte eine Quote von 68 Prozent an Rückfällen nach einer weiteren Entbindung. Für Frauen, die sie prophylaktisch mit Progesteron behandelt hatte, stellte sie dagegen nur eine Rückfallquote von neun Prozent fest (vgl. S. 166). Nach den Untersuchungen anderer Wissenschaftler bekamen 30 bis 50 Prozent der Frauen erneut eine postnatale Depression. Für die Wochenbettpsychosen liegen ebenfalls teilweise unterschiedliche Rezidivquoten vor. Interessant ist, daß in einer deutschen Studie von Dr. A. Rohde und Prof. Dr. A. Marneros, die einen Untersuchungszeitraum von durchschnittlich 26 Jahren umfaßt, eine Wiederauftretensrate von nur 25 Prozent ermittelt wurde. Das bedeutet, daß bei bekannter Wochenbettpsychose statistisch betrachtet nur für jede vierte Frau das Risiko einer weiteren Wochenbettpsychose besteht. Daraus wird die Schlußfolgerung gezogen, daß man nicht pauschal Frauen mit einer postnatalen Psychose von weiteren Schwangerschaften abraten sollte, zumal viele Frauen vielleicht ihr ganzes Leben darum trauern, kein Kind mehr zu bekommen. Wichtig sei in diesem Zusammenhang eine umfassende Aufklärung in Bezug auf die Wiederauftretensrate im Wochenbett, von der die Entscheidung für oder wider ein weiteres Kind individuell abhängig gemacht werden kann. Wenn sich eine Frau dann für eine weitere Schwangerschaft entscheiden sollte, ist eine angemessene Betreuung schwerpunktmäßig in der ersten zwei Wochen nach der Entbindung angezeigt.[15]

Die Entscheidung, ob Sie sich ein weiteres Kind wünschen, liegt bei Ihnen. So beurteilen Frauen, die bereits eine PND-Erfahrung durchlebt haben, die Frage nach einem weiteren Kind sehr unterschiedlich:

„Es wird kein Kind mehr in meinem Leben geben. Zu groß ist die Angst, aus dieser Krise nicht wieder herauszukommen und alles be-

ginnt wieder von vorne. Obwohl meine Umwelt mich stets und ständig bearbeitet. Einige Leute können sich nicht damit abfinden. Sie wissen ja auch nicht, was ich durchgemacht habe“ (Johanna)

„Wir wünschen uns ein weiteres Kind. Ich habe aber unheimliche Angst, so etwas noch einmal mitzuerleben. Wir haben es auch sehr lange überlegt, ob wir noch ein Kind haben sollten. Mein Mann litt darunter, wie auch meine Eltern und Schwiegereltern. Ich denke aber, daß solche Faktoren, wie z.B. Kinderpflege, Stillen, Haushaltsorganisation usw. bei einem zweiten Kind kein Neuland mehr sind.“ (Melanie)

„Ich habe trotz Ängsten nach drei Jahren nochmals entbunden. Ich bin auch froh darüber, diesen Schritt getan zu haben. Jetzt wußte ich doch vieles mehr, was nach der Geburt so alles auf frau zu kommt. Ich hatte aber doch auch wieder leichtere depressive Verstimmungen.“ (Dagmar)

„Ich habe ein zweites Kind bekommen und es diesmal ‚wie im Bilderbuch' erlebt und bin unendlich dankbar für die wundervolle Erfahrung, wie es ist, ‚normal' ein Kind zu kriegen. Ich glaube heute, daß der schwere Start mit meiner Tochter mir den Weg dafür geebnet hat.“ (Fiona)

Die schlaflosen Nächte

Die meisten Babys wachen in der Anfangszeit nachts mehrmals auf. Für die Mutter hat das zur Folge, daß sie wiederholt aus ihrem Schlaf gerissen wird – und das über Wochen, teilweise über Monate, Nacht für Nacht. Ein ständig unterbrochener Schlaf kann ungeheure Auswirkungen haben:

Pro Nacht durchläuft der Mensch vier bis sechs Phasen, wobei sich Tiefschlafphasen abwechseln mit Phasen leichteren Schlafs, in denen geträumt wird. Letztere werden auch als REM-Phasen bezeichnet (engl.: Rapid Eye Movements = rasche Augen-Bewegungen), da sich hierbei die Augen bei geschlossenen Lidern rasch hin- und herbewegen. Gerade diese Traum- bzw. Remphasen sind für unser seelisches und körperliches Wohlbefinden ungemein wichtig, um die vielfältigen Reize und Belastungen des Tagesablaufs zu kompensieren. Durch unsere Träume befreien wir uns vom angestauten seelischen Ballast. Aus der Schlafforschung weiß man, daß das allnächtliche Aufwachen in diesen Phasen bereits nach wenigen Tagen zu erheblichen Störungen führen kann, die sich in Verwirrung, Wutanfällen, Angstattacken und Halluzinationen äußern können. Aber auch ein häufiges Unterbrechen der Tiefschlafphasen schädigt unsere Gesundheit, da dadurch die Stoffwechselprozesse und die Tätigkeit der Drüsen in ihren Funktionen beeinträchtigt werden.

Es wird vermutet, daß Schlafstörungen an der Entwicklung von Depressionen beteiligt sind. Ein anhaltendes Schlafdefizit kann mitunter der Auslöser für eine spät einsetzende postnatale Depression sein.

2. Entbindung und die Zeit danach

In diesem Abschnitt werden Ursachen vorgestellt, in denen biologische, psychische und gesellschaftliche Elemente zusammenfließen. Sie sind zum Teil untrennbar miteinander verwoben und gehören daher in eine eigene Kategorie. Es geht darum zu veranschaulichen, was in Ihrem Körper vor sich geht, was an belastenden Faktoren von außen auf Sie eindringt und wie Ihre Seele darauf reagiert.

Komplikationen in der Schwangerschaft

Jede Mutter wünscht sich eine komplikationslose und glückliche Schwangerschaft. Einem Teil der Frauen wird denn auch ein relativ unproblematischer Ablauf beschert. Andere müssen sich mit vielfältigen Schwangerschaftssymptomen herumschlagen: Übelkeit, Erbrechen, Müdigkeit, Kopfschmerzen und Niedergeschlagenheit.

Daneben gibt es auch Frauen, die innerhalb ihrer Schwangerschaft regelrecht depressiv werden. Bei einigen wenigen nimmt die Erkrankung sogar einen psychotischen Verlauf, so daß sie als suizidgefährdet gelten und unter Umständen in eine Klinik müssen.

Es besteht die Möglichkeit, daß sich diese Schwangerschaftsdepression nach der Entbindung fortsetzt und sich zu einer Wochenbettpsychose oder postnatalen Depression entwickelt. Insbesondere in England beschäftigen sich Fachleute mit der Frage, inwieweit sich aus der Untersuchung von Schwangerschaftsdepressionen Voraussagefaktoren für eine nachgeburtliche Depression ableiten lassen können. Vieles ist noch ungeklärt und bedarf einer weitergehenden Forschung. Warum Depressionen bereits in der Schwangerschaft auftreten können, scheint wieder ein zweigleisiges Phänomen zu sein. Da liegt einerseits der hormonelle Erklärungsansatz vor und andererseits die psychisch bedingte Interpretation: ein schlechter Zeitpunkt, Unstimmigkeiten in der Partnerschaft, eine unerwünschte Schwangerschaft u. a.

Das Risiko, nach einer normalen Geburt depressiv zu werden, scheint auch bei jenen Frauen erhöht zu sein, bei denen Abtreibungen oder Fehlgeburten vorausgegangen sind. Teils liegt es an den abrupten hormonellen Veränderungen, teils muß sich die Seele mit den veränderten Umständen abfinden. Eine Abtreibung vorzunehmen ist eine schwere Entscheidung, die von vielen widerstreitenden Gefühlen begleitet wird. Schuldgefühle schleichen sich ein, die meist durch eine verständnislose Umwelt noch verstärkt werden. Auch Fehlgeburten können nachhaltig das Selbstbild der Frau ins Wanken bringen und werden häufig – wie es der Name bereits nahelegt – als persönliche „Fehlschläge" verstanden. Schuld und Trauer bilden ein fatales Paar, wenn keine Entlastung durch liebevolle Zuwendung von anderen Menschen erfolgt.

Daneben kann auch manchmal eine nach der Entbindung vorgenommene Sterilisation zur Entwicklung von PND beitragen. Es ist festgestellt worden, daß die Eierstöcke von Frauen, deren Eileiter unterbrochen wurde, in der Folge weniger Progesteron produzieren. Wie wir bereits wissen, ist das Progesteron der reinste Balsam für die Seele. Außerdem ist mit dem Eingriff eine Endgültigkeit verbunden, die verarbeitet werden muß. Eine bald nach der Niederkunft durchgeführte Sterilisation stellt eine zusätzliche seelische und körperliche Belastung dar und kann Depressionen den Weg ebnen.

Eine Schwangerschaft kann aus vielen Gründen kompliziert ablaufen. Vielleicht müssen Sie aufgrund von Blutungen die letzten zehn Wochen der Schwangerschaft das Bett hüten oder Sie müssen angesichts einer drohenden Frühgeburt vorzeitig ins Krankenhaus. Die Schwangerschaft entwickelt sich demnach nicht so, wie Sie es sich erträumt haben. Es ist möglich,daß allein aus der Erinnerung an die erschwerten Bedingungen der Schwangerschaft postnatale Probleme entstehen können. Verdrängungsmechanismen versagen im Leben oft.

Das Geburtserlebnis

Der Geburtstermin rückt näher und tausenderlei Fragen und Ängste beschäftigen Sie gerade in den letzten Wochen: Wie wird die Geburt sein? Soll mein Partner die Geburt miterleben? Wie wird er reagieren? Wie mag das Kind wohl aussehen?

Sicherlich, Sie haben einen Geburtsvorbereitungskurs mitgemacht und etwas über Atemtechnik und Massagegriffe erfahren. Aber was konkret auf Sie zukommt, wissen Sie nicht. Jede Geburt verläuft anders und durchkreuzt häufig vorher durchgespielte Erwartungen. Für die einen entwickelt es sich leichter als vermutet und für die anderen schlägt es um in einen Alptraum, der in diesem Ausmaß nie erwartet wurde.

„Die Geburt habe ich als sehr belastend ... Quatsch, es war der reinste Horrortrip für mich. Ich drücke es so drastisch aus, weil ich es als so drastisch empfunden habe. Ich habe mich nie vorher derart fremdbestimmt gefühlt. ‚Es' hat einfach mit meinem Körper gemacht, was ‚es' wollte: Schmerzen, unsagbare Schmerzen. ‚Es' hat mir seinen Rhythmus aufgedrängt, der mir keinerlei Spielraum mehr ließ, irgendetwas zu tun. Parallel dazu hatte ich ständig Angst, ich reagiere falsch: Ich könnte zu laut schreien, die anderen könnte es ja stören. Außerdem war ich schockiert, welche Laute aus mir herausströmten. Ich konnte nicht mehr liegen, nach zwei Stunden konnten aber auch mein Mann und die Hebamme mich nicht mehr stützen. Ich spürte Schmerzen, wo ich sie nie erwartet hätte. Ich dachte die ganze Zeit, das Kind will den falschen Ausgang raus. Als das Baby endlich da war, war ich nur froh, daß es vorbei war.“ *(Fiona)*

„An die Geburt selbst und die nachfolgende Zeit kann ich mich auch heute nicht erinnern, ohne zwischen Gefühlen von Traurigkeit und Wut zu schwanken. Die Geburt wurde wegen Terminüberschreitung elf Tage nach dem Stichtag eingeleitet. Die Schmerzen bei der Entbindung habe ich als unerträglich empfunden und im nachhinein sehe ich die in den Geburtsvorbereitungskursen gemachten Äußerungen als völlige ‚Verarschung' (Verharmlosung) an. Nach der Geburt mußte bei mir unter Vollnarkose noch eine Nachcurettage (Ausschabung) gemacht werden, bei der ich einen erheblichen Blutverlust erlitt.

Als ich aus der Narkose aufwachte und ins Krankenzimmer zurück gebracht wurde, habe ich mich erst einmal bei der zuständigen Hebamme dafür entschuldigt, daß ich vor Schmerzen so geschrien habe, und es mir nicht gelungen war, diese „wegzuatmen“. Insgesamt hatte ich im Krankenhaus ein Gefühl totalen Versagens, da ich der dort herr-

schenden Ideologie: ‚Bei uns stehen die Mütter schon wenige Stunden nach der Geburt mit frischem Make up und glückstrahlend im Wickelraum und sind gleich in der Lage, ihre Babies völlig selbständig zu versorgen', nicht entsprechen konnte. Dies kam unter anderem in der folgenden Äußerung des Chefarztes zum Ausdruck: ‚Sie haben wohl in der Schwangerschaft zuviel zugenommen, essen Sie mal in nächster Zeit nicht soviel Kuchen'. Viel gravierender war eigentlich, daß ich massive Kreislaufprobleme und extrem schlechte Blutwerte hatte. Am zweiten Tag nach der Geburt schaffte ich gerade mal die Wegstrecke bis zur Zimmertür, am dritten Tag bis zum Wickelraum. Auch schien es üblich, daß die Väter einen großen Teil der Versorgung der Säuglinge übernahmen. Dies war in meinem Fall durch den chaotischen Schichtdienst meines Ehemannes in seinem neuen Job nicht möglich und auch der vielfach hilfreiche Urlaub des Vaters im Anschluß an die Entbindung war wegen seiner Probezeit nicht machbar. Als ich mich am dritten Tag durch den Flur quälte, schnappte ich Bemerkungen von Krankenschwestern auf, die ich auf mich bezogen habe und die sinngemäß aussagten, daß ich zuviel Rücksicht fordere und dann eben ‚aufhören müsse zu stillen, wenn ich das nicht schaffen würde'. Dies verstärkte mein Gefühl völligen Versagens als Mutter, und ich wurde von Weinkrämpfen geschüttelt. Da ich bei soviel ‚wohlmeinendem Verständnis und Hilfe' und totalem Schlafmangel durch die ständige Unruhe im Krankenhaus meinte, nur zu Hause zur Ruhe kommen und mich auf das Baby einstellen zu können, habe ich mich in den folgenden Tagen zusammengerissen, um entlassen zu werden.“ (Martina)

„Mit 25 Jahren war ich das erste Mal schwanger. Die Schwangerschaft war gewollt und verlief ohne Komplikationen. Gegen Ende der Schwangerschaft wurde festgestellt, daß das Kind in Steißlage war und deshalb ein Kaiserschnitt erforderlich sein würde. In mir brach Panik aus. Ich wußte nicht, was auf mich zukam. Niemand in unserer Familie hatte bis dahin einen Kaiserschnitt. Meine Mutter, die ich fragte, meinte nur, ich würde mir einiges ersparen. Ich wollte mir aber nichts ersparen, ich wollte genauso Wehen haben wie andere Frauen. Mein Frauenarzt äußerte auf die gleiche Frage: ‚Die anderen Frauen haben vorher Schmerzen, Sie haben sie halt hinterher.' So kam der Termin der Operation. Die Geburt war ein Trauma. Als ich aus der Narkose erwachte, hatte ich Schmerzen und brüllte wie am Spieß. Das wußte ich aber nicht, ich war anscheinend noch nicht richtig wach. Ich bekam ein Schmerzmittel und schlief wieder ein. Nach ca. zwei Stunden wachte ich auf, hatte wahnsinnige Schmerzen, war allein im Zimmer, außer einem Baby, das fürchterlich brüllte und mir mit seinem Geschrei auf die Nerven ging. Daß es sich um meine Tochter handelte, erfuhr ich erst

später. Ich litt unter den Folgen der Narkose mit Übelkeit, Müdigkeit etc. Von der Operation erholte ich mich körperlich sehr schnell. Aber seelisch verlief etwas falsch. Ich fühlte mich als Versager, weil ich es nicht geschafft hatte, ein Kind normal zur Welt zu bringen. Ich hatte das Gefühl, durch den Kaiserschnitt um vieles beraubt worden zu sein: den ersten Blick auf das Kind, die Geburt zusammen mit meinem Mann zu erleben, das Versorgen des Babys. Ich habe aber mit niemanden über meine Gefühle gesprochen, außer mit meinem Mann. Ich hatte ein gesundes Kind und war nicht glücklich. Ganz im Gegenteil, das Kind erinnerte mich an die schlimmsten Stunden in meinem Leben, und ich hatte große Probleme, es zu akzeptieren. Erst nach ungefähr zehn Monaten konnte ich meine Tochter lieben." *(Eva)*

Die Gefühle und Schmerzen, die eine Geburt begleiten, treffen viele Frauen trotz aller Vorbereitungen mit voller Wucht. Auch um das Geburtserlebnis rankt sich der Mutter-Mythos, der besagt, es sei der schönste und überwältigendste Augenblick im Leben einer Frau. Das mag sich in einigen Fällen bewahrheiten. Doch es wird vielfach übersehen, daß viele Frauen schlichtweg Erleichterung und Freude empfinden, weil die unsagbaren Schmerzen ein Ende gefunden haben. Mangelnde professionelle Aufklärung und häufig verzerrte Schilderungen anderer Mütter, die ihre negativen Erlebnisse verschweigen, begünstigen Gefühle des persönlichen Versagens, wenn bei der eigenen Entbindung alles ganz anders kommt. Es wird verharmlost und verschleiert, um die Schwangere nicht zu beunruhigen und zu verängstigen. Aber jede(r) kann sich vorstellen, daß der Schock umso größer ausfällt, je tiefer die Kluft zwischen erfahrener und erlebter Praxis ist.

Psychologin Dr. Windsor-Oettel aus Hamburg, hat den Zusammenhang zwischen Geburtsverlauf und postnataler Depression untersucht:

„Das Geburtserlebnis hat einen ganz entscheidenden Einfluß auf die Psyche der Frau. Das herkömmliche Klischee ‚Hast du dein Kind erst einmal im Arm, ist alles Leid vergessen', stimmt so einfach nicht.

In meiner Dissertation habe ich deutlich gemacht, daß Frauen ein geringeres Selbstwertgefühl und eine höhere Angst haben, wenn sie auf ein schlimmes Geburtserlebnis zurückblicken müssen. Jede Geburt schreibt ihre eigene Geschichte und wird zu einer ganz individuellen Erfahrung. Viele Faktoren laufen in dieser Stunde oder in diesen Stunden zusammen, die den Geburtsverlauf nachhaltig bestimmen: Wie verhält sich die Hebamme? Ist sie einfühlsam, freundlich oder kurzangebunden und ruppig? Wie behandelt der zuständige Arzt die werdende Mutter? Ist er aufmerksam, erklärt er seine Vorgehensweise oder zeigt er sich gleichgültig, barsch, arrogant? Streiten sich Arzt und Hebamme womöglich während der Entbindung? Wie reagiert der Ehemann? Ist er eine Stütze? Treten Geburtskomplikationen auf? Nimmt man der Mutter mit irgendeinem Argument das Kind gleich weg? Und wie reagiert schließlich die Frau auf die äußeren Umstände bzw. welche Chance hat sie zu reagieren?

Die zunehmende Technisierung im Kreißsaal ruft eine Atmosphäre hervor, die Ängsten Vorschub leistet. Die Frau fühlt sich schnell als Patientin, die dem Geschehen vollkommen hilflos ausgesetzt ist. Sie wird in eine passive Rolle gedrängt, derer sie sich kaum zu erwehren vermag. Wir müssen berücksichtigen, daß sich die Frau während der Geburt in einer psychischen und physischen Grenzsituation befindet. Niemand hat ihr vorher gesagt, daß das Kinderkriegen so höllisch schmerzhaft sein kann, daß sie an einen Punkt angelangen könnte, wo sie nur noch aus dem Fenster springen möchte. Im Geburtsvorbereitungskurs hieß es ja, wenn du alle Übungen ordentlich machst, richtig atmest, dann kannst du den Schmerz wegatmen.

Ich glaube, daß eine Frau – neben anderen Faktoren – eine postnatale Depression entwickeln kann, wenn das Geburtserlebnis fürchterlich war, also traumatisch. Und ich denke auch, daß der Dammschnitt alleine schon unheimlich traumatisierend sein kann. In dem Augenblick, wo der Dammschnitt gemacht wird, wird Sexualität erst mal unmöglich gemacht. Vom Gefühl her kann es wie eine Bestrafung wirken. Es hat etwas unglaublich Brutales an sich. Ärzte behaupten immer, sie machen das aus Sicherheitsgründen, damit die Frau nicht reißt. Dabei heilt der gerissene Damm wesentlich besser als der geschnittene, da es einen von der Natur vorgegebenen Schwachstellenriß gibt. Daß eine Frau bis zum After durchreißt, ist höchst selten. Und selbst das wäre absehbar, wenn man bei der Frau ist, so daß man im Notfall eingreifen kann.

Ähnlich verhält es sich mit Kaiserschnitten. Es wird häufig viel zu schnell zum Messer gegriffen – meistens aus Angst vor Schadensersatzprozessen, wenn dem Kind irgendetwas fehlt.

Die physische Belastung für eine Frau mit Kaiserschnitt ist insgesamt größer, besonders durch den Blutverlust. Ganz entscheidend ist das psychische Element der Enttäuschung, besonders wenn es sich um einen Notfallkaiserschnitt handelt. Sie wollte normal gebären und fühlt sich jetzt als Versagerin. Für Frauen, bei denen der Kaiser-

schnitt geplant war, mag es etwas einfacher sein, weil sie sich schon länger damit auseinandergesetzt haben.

Ob es sich um eine Kaiserschnittgeburt handelt oder um eine normale Entbindung, die als Trauma empfunden wurde, ausschlaggebend ist, wie die Frau das Erlebnis für sich interpretiert: Ist sie die einzige, die so etwas Schreckliches erlebt? Niemand hat es ihr gesagt. Haben die anderen sie belogen und betrogen, weil sie es ihr gönnten, mal so richtig hereinzufallen? Gibt sie sich die Schuld oder den anderen? Hat sie es als persönliche Niederlage gesehen? Ist es die Strafe, weil sie schon einmal abgetrieben hat?

Es ist frauenspezifisch, die Schuld bei sich selbst zu suchen. Weder der Geburtshelfer noch die Hebamme werden für den Ablauf verantwortlich gemacht, obwohl oft Grund genug dafür besteht. Wut, Leid und Enttäuschung richten sich nach innen. Es heißt, wer immer passiv etwas erträgt und die Aggressivität nicht nach außen tragen kann, wird innerlich depressiv."

Die übliche Klinikroutine verhindert auch so manches Mal, daß der Kontakt zwischen Mutter und Kind sofort hergestellt wird, selbst nach normal verlaufenen Entbindungen. Der Säugling wird erst abgenabelt, gewaschen und gewogen, bevor er der Mutter in den Arm gelegt wird. Die sofortige Trennung von Mutter und Kind nach der Niederkunft begünstigt die Entwicklung von Depressionen.

Um einige Grad schlimmer muß es für Frauen sein, die mit einem Kaiserschnitt entbunden haben. Es gibt Frauen, die plötzlich bezweifeln, daß es sich um ihr Kind handelt, weil sie die Geburt nicht bewußt miterleben konnten und Stunden später mit einem kleinen Wesen konfrontiert werden, von dem gesagt wird, das es jetzt das ihrige sei.

Neben all den „normalen" Komplikationen, die eine Geburt erschweren können, dürfen wir nicht jene Mütter vergessen, deren Kinder zu früh geboren werden oder behindert zur Welt kommen. Eine besondere Fürsorge, damit zusammenhängende Ängste, auch (unbegründete) Schuld- und Versagensgefühle treffen hier in geballter Form aufeinander und machen den Weg für nachgeburtliche Depressionen frei.

Wie verzweifelt und tief deprimiert muß eine Frau erst sein, deren langersehntes Kind tot geboren wird. Es braucht nicht besonders hervorgehoben zu werden, daß für die hiervon betroffenen Frauen ein erhöhtes Risiko für eine postnatale Depression besteht.

Der belgische Psychosomatiker Prof. Piet Nijs drückt es folgendermaßen aus:

> „Der Gynäkologe soll auch die Psychodynamik von Trauer nach Totgeburt verstehen und heilsam begleiten lernen. Vielleicht ist nirgendwo die Trauer so schwierig wie nach einer Totgeburt; neben der Arbeit der Geburt muß die Frau zugleich auch die Trauerarbeit wegen der Totgeburt leisten."[16]

Neben den hier genannten psychischen Belastungen, die eine Entbindung insgesamt begleiten können, ist auf körperlich begründbare Depressionen und auch Psychosen hinzuweisen, die in unmittelbarer Beziehung zur Geburt stehen: Ein schwerer Infekt oder eine schwere Anämie im Wochenbett können auslösende Faktoren sein.

Stillen und Abstillen

Wie so vieles hat auch das Stillen und Abstillen zwei Seiten: Es gibt eine physische und eine psychische Komponente. Die Meinungen darüber, inwieweit das Stillen die Entstehung postnataler Depression begünstigt, klaffen auseinander. Einige Wissenschaftler sind der Auffassung, daß die hormonellen Veränderungen, die mit dem Stillen und Abstillen einhergehen, das Risiko für nachgeburtliche Depressionen vergrößern. Wie kann das sein? Während Sie stillen, bleibt der Prolaktinspiegel erhöht. Das Milchbildungshormon Prolaktin hemmt aber seinerseits den Wiederaufbau von Östrogen und Progesteron, welche nach der Geburt bereits drastisch abgefallen sind. Wenn Sie mit dem Stillen aufhören, kann es noch eine Weile dauern, bis der Prolaktinspiegel wieder sinkt und der Körper die normale Produktion von Östrogen und Progesteron wieder aufnehmen kann. Das Abstillen führt wiederum zu einem Rückgang der stimmungsaufhellenden Endorphine. Endorphine sind zwar keine Hormone, beeinflussen aber als chemische Substanz die Seele. Sie sorgen dafür, daß wir uns gut fühlen. Deren Abfall kann bewirken, daß sich mit dem Abstillen auch Ihr Wohlbefinden ändert. Dies gilt vor allem dann, wenn Sie abrupt abstillen.

Neben den biologischen Veränderungen kommt hinzu, daß das Stillen Zeit, Energie und Kraft kostet. Schlimm wird es dann, wenn zusätzliche Stillprobleme auftreten: Die Milch will zum Beispiel nicht richtig fließen. Im Gefolge erschüttern Versagensgefühle,

Zweifel an der Weiblichkeit und an der mütterlichen Kompetenz das Selbstbild. Eine „richtige" Mutter hat schließlich genug Milch und die anderen Frauen scheinen ja alle davon überzuströmen. Der Mutter-Mythos holt zu einem erneuten Tiefschlag aus und das Nicht-Stillen-Können wird als persönliche Demütigung empfunden.

„Am Anfang klappte es mit dem Stillen schon ganz gut und dann ließ der Milchfluß nach, was mich beunruhigte. Außerdem empfand ich es als zusätzlichen Schmerz. Es tat mir ganz einfach fürchterlich weh beim Säugen, und ich erschreckte mich vor mir selbst, als ich ein Gefühl in mir hochkommen spürte von Abwehr und ‚du laugst mich aus'. Das schlechte Gewissen über diese Empfindungen erschwerten mir meine neue Rolle erneut: ‚Du liebst dein Kind nicht'. Und jeder weiß, wie wichtig Mutterliebe für die Entwicklung eines Kindes ist. Daß auch ein solches Gefühl erst entstehen und wachsen muß, sah ich damals nicht. Ich erwartete etwas anderes und wertete es als weiteres erbärmliches Versagen von mir." (Inka)

Manchmal sind es nicht unbedingt Versagensgefühle, die depressive Verstimmungen begünstigen, sondern schlichtweg erschwerende Umstände beim Stillen:

„Ich hatte in den Tagen in der Klinik sehr viel Kraft, weinte nicht, wollte so viel wie möglich bei meinem Kind sein. Da Jennifer eine Staphylokokken-Sepsis hatte, welche durch mich übertragen worden war, war auch meine Muttermilch mit den Bakterien angereichert, ich konnte sie nicht stillen (war dazu aber bereit gewesen). Die Schwestern auf der Frauenstation trichterten mir ein, daß die Muttermilch gerade für mein krankes Kind sehr wichtig sei und ich mit allen Mitteln versuchen sollte, den Milchfluß in Gang zu halten. So zerrten sie mich fünf Tage an die Pumpmaschine. Mein Busen wurde dicker und dicker, aber es kam keine Milch (erst nach fünf Tagen hatte man ein Einsehen mit mir). Es kamen auch so Aussprüche wie: ‚Nun stellen Sie sich nicht so an, so weh wird es schon nicht tun.' Als ich dann eine Brustdrüsenentzündung bekam, wurde eine Tabletten-Therapie zum Abstillen eingeleitet. Laut Beipackzettel kann dieses Medikament Depressionen hervorrufen." (Stefanie)

Dies ist die eine, als negativ erlebte Seite des Stillens, die zur Entwicklung postnataler Depressionen beitragen kann. Umgekehrt kann aber auch ein positives Still-Erleben weitreichende Einflüsse auf die Gemütslage nach dem Abstillen haben: Ein Teil der Frauen empfindet die Phase des Stillens als Zeit engster Verbundenheit. Es dient nicht nur der Ernährung des Säuglings, sondern stellt auch eine besondere Form der Kommunikation zwischen Mutter und Kind dar. Der Körperkontakt ermöglicht eine intensive Anteilnahme an der Erlebniswelt des Neugeborenen. Das Abstillen signalisiert nun ein gewisses Ende der trauten Zweisamkeit und der intimen Nähe. Wenn Sie ihre Stillzeit als sehr glücklich erfahren haben, könnten Sie darüber traurig sein, daß diese Episode innigster Vertrautheit ausklingt. Wenn Sie aus bestimmten Gründen abstillen müssen (vielleicht wegen der Einnahme von Medikamenten oder einer Brustentzündung), oder wenn Sie besonders lange gestillt haben, kann die Verlust-Erfahrung umso stärker ins Gewicht fallen.

3. Ihre Seele – einfach überwältigt

In diesem Kapitel sollen die rein psychischen Beweggründe vorgestellt werden, die an der Entwicklung der postnatalen Depression beteiligt sein können. Einige Parallelen werden Sie vielleicht selbst schon gezogen haben, wenn die psychischen Belastungen offensichtlich sind.

Andere Belastungsmomente verlaufen mehr im Unterbewußtsein und bedürfen einer Aufhellung. Bewußte und unbewußte seelische Vorgänge bilden Streßfaktoren, die mit der Geburt mehr oder weniger an die Oberfläche dringen und den Gefühlshaushalt erschüttern. Es ist nicht ausgeschlossen, daß die psychischen Stressoren eine Rückkoppelung zum biologischen System erfahren, in dem sie hormonelle und biochemische Veränderungen in Gang setzen bzw. ein bereits bestehendes physisches Ungleichgewicht verstärken.

Verlusterfahrungen

„Wenn wir etwas, das uns viel bedeutet, verlieren, so geraten wir darüber in Kummer. Es erscheint merkwürdig, daß wir, wo wir doch ein Baby bekommen haben, so sprechen, als handelte es sich hier um einen Verlust – ist doch der Gewinn des Babys der ganz offensichtliche Teil des Erlebnisses. Jedoch bringt das Baby den Verlust der Unabhängigkeit mit sich; den Verlust einer Gewohnheit; den Verlust einer Routine; den Verlust der Schwangerschaft; den Verlust aller Familienbeziehungen; und Schlafverlust. Eine ganze Menge wandelt sich in dem Augenblick, da das Baby die Welt betritt." Auf diese Weise beschreibt die Autorin Vivienne Welburn die Zweigleisigkeit der Gefühle, die den Übergang zur Mutterschaft charakterisieren.[17] Die Geburt eines Kindes eröffnet nicht nur neue Seiten, Möglichkeiten und Perspektiven, die eine persönliche Bereicherung darstellen, sondern läßt Sie gleichsam an einen Schnittpunkt Ihres Lebens gelangen, an dem Sie haltmachen und zurückblicken. Ein undefinierbares Verlust-Empfinden schleicht sich ein. Das erklärt, warum viele Frauen manchmal mit gemischten Gefühlen an der Wiege ihres Kindes stehen: Da sind einerseits Freude und Glück, andererseits Wehmut und Trauer. Das eine Duo wird erwartet, das andere überrascht und verunsichert. Dennoch gehören beide Gefühlswelten zusammen und verbinden sich zu einem untrennbaren Quartett. Es gibt Phasen, in denen wehmütige Stimmungen die Oberhand gewinnen und Schatten werfen. Das ist vollkommen normal. Denn das Kind fordert Sie auf, das bisherige Leben Revue passieren zu lassen.

Wenden wir uns noch einmal den von Welburn schlagwortartig aufgelisteten Verlust-Erfahrungen zu, die letztendlich in depressiv gefärbte Emotionen münden können:

Manche Frauen empfinden das Ende der Schwangerschaft als einen körperlichen Verlust. Die eng erfahrene Symbiose zwischen Mutter und Kind wird abrupt aufgehoben. Neun Monate konnten Sie miterleben, wie Leben in Ihnen wächst, wie sich das Kind bewegt, dreht, bemerkbar macht. Die Geburt beendet die tiefe Verbundenheit und bringt einen eigenständigen Menschen hervor, der sich nicht mehr von innen selbst ernährt, sondern Ihre ganze Kraft und Aufmerksamkeit in Anspruch nimmt. Hinzu kommt, daß Sie während der Schwangerschaft in den Genuß eines Sonderstatus gekommen sind: Man nahm Rücksicht, schwere Arbeiten wurden Ihnen abgenommen, Sie wurden umsorgt, gepflegt und „bemuttert". Schließlich galt es, einen Rahmen zu schaffen, in dem das Ungeborene wie in einem Kokon beschützt und behütet wachsen und gedeihen konnte. Wenn ich es überspitzt formuliere, haben Sie lediglich etwas von dem großen Kuchen abbekommen, der eigentlich mehr dem sich entwickelnden Menschenkind galt. Unabhängig von den Gründen, die zu Ihrer Ausnahme-Position geführt haben mögen, haben Sie in den neun Monaten eine besondere Form der Anerkennung und Zuwendung erfahren, die mit der Geburt übergangslos ein rasches Ende gefunden hat. Danach wird alle Aufmerksamkeit von Ihnen abgezogen und ausschließlich auf das Neugeborene übertragen. Der Verlust der persönlichen Anerkennung und Zuwendung wiegt umso schwerer, als er in eine Phase fällt, in der Sie außergewöhnlich viel Unterstützung und Aufmunterung bedürfen.

Die Art des Geburtserlebnisses kann Traurigkeitsgefühle hervorrufen. Wenn eine Geburt nicht so verläuft, wie Sie es sich vorgestellt haben, brauchen Sie eine Phase der Trauer, um das Erlebte zu verarbeiten.

Manchmal muß sich eine frisch gebackene Mutter auch von Wunschbildern verabschieden, die während der Schwangerschaft um Aussehen, Geschlecht und Wesen des Kindes kreisten. Das Kind ist nun da, hat konkrete Gestalt angenommen und entspricht vielleicht nicht dem Traum-Baby, das Sie neun Monate in Ihrem Körper vermutet hatten. Daneben ist der gesellschaftliche Druck nach wie vor latent wirksam: Es geht darum, ein gesundes und kräftiges Kind hervorzubringen.

Auch gerade die ältere Generation kann sich häufig noch nicht von antiquierten Rollenvorstellungen freimachen und fordert – ob direkt oder indirekt – den ersehnten Stammhalter. Wenn die Rechnung nicht aufgeht, fühlt sich die Mutter schuldig.

Mutterwerden heißt gleichzeitig Abschied nehmen von der Kindheit, von sich als Kind. In der ersten Zeit haben Sie häufig das normale Verlangen, selbst so liebevoll umsorgt zu werden, wie Sie Ihr eigenes Kind bemuttern. Doch meistens sind Sie ganz alleine auf sich gestellt. Der Partner – wenn Sie einen haben – ist bedingt durch seine Arbeit den ganzen Tag abwesend, die eigenen Eltern können auch nicht immer präsent sein und Freunde und Bekannte halten sich ebenfalls zurück. Der Verlust des Kindseins wird umso stärker empfunden, als mit der Geburt des eigenen Kindes Erinnerungen, Erlebnisse und Eindrücke aus der Kindheit reaktiviert werden. Längst vergessene Bilder tauchen auf, ob positiver oder negativer Natur. Kindheitserinnerungen, Sehnsüchte, Träume und Illusionen brechen sich Bahn und spiegeln sich in Ihrem Kind wider. Die Abschiedsstimmung kann dazu führen, daß Sie sich plötzlich um Jahre gealtert fühlen. Sie vermag sich auch in den Gedanken zu äußern, am liebsten alles wieder rückgängig machen zu wollen und kein Kind in die Welt gesetzt zu haben.

Eine der schlimmsten Verlusterfahrungen ist jene des eigenen Selbst. Die Geburt eines Kindes kann eine schwere Identitätskrise auslösen und Anlaß zu vielen grundlegenden Fragen geben: Wollte ich ein Kind? Wie bin ich da hineingeraten? Was ist von mir übriggeblieben? Und was wird später sein? Heute sind die meisten Frauen, bevor sie sich für ein Kind entscheiden, meist mehrere Jahre berufstätig gewesen. Der Beruf sicherte ihr Einkommen, ihre Unabhängigkeit, vermittelte gesellschaftliche Anerkennung und steigerte das Selbstwertgefühl. Ohne Kind oder Kinder konnten Sie frei über ihre eigene Zeit verfügen, vielfältigen Freizeitaktivitäten nachgehen, sich ihren Freunden oder Partnern widmen, reisen oder einfach Müßiggang betreiben. Das geht nun alles nicht mehr so einfach. Ein Kind zu haben bedeutet in vielerlei Hinsicht Einschränkungen, die die Einfindung in die Mutterrolle erschweren. Verlust- und Trauergefühle nach der Geburt sind etwas ganz Normales. Sie sind feste Bestandteile auf dem Weg des Mutter-Werdens und müssen als solche verstanden und akzeptiert werden. Sie anzunehmen bedeutet, das, was traurig macht, abzuschütteln und sich auf die Mutterrolle einzulassen, ohne von quälenden Erinnerungen belastet zu werden.

Mutter und Beruf

Wir können es drehen und wenden, wie wir wollen, eine Mutter schneidet heute in jeder Hinsicht schlecht ab: Eine Frau, die sich bewußt dafür entscheidet, in den ersten Jahren oder vielleicht für immer aus dem Beruf zu scheiden, um ausschließlich für ihre Kinder da zu sein, weil sie diesen Job gerne ausfüllt, wird nicht selten abqualifiziert als „Heimchen am Herd". In der heutigen Industrie- und Leistungsgesellschaft, in der nur Lohnarbeit und materielle Werte zählen, wird Hausarbeit nicht ernst genommen. Die Mutterschaft mag noch eine gewisse Form der Legitimität verleihen, wobei dieses Zugeständnis nur von kurzer Dauer ist. Zwangsläufig sieht sich eine Hausfrau schnell in die Defensive gedrängt und muß sich permanent rechtfertigen, warum sie nicht berufstätig ist.

Die Schizophrenität der gesellschaftlichen Erwartungshaltung spiegelt sich gleichfalls in der Bewertung berufstätiger Mütter wider. Eine Frau, die sich aus welchen Gründen auch immer dazu entschließt, die Mutterschaft mit dem Beruf zu verbinden, wird schnell mit dem Etikett „Rabenmutter" versehen, da sie angeblich ihr Kind vernachlässigt. Berufstätige wie nicht berufstätige Mütter sind versteckten oder offenen Anfeindungen und Vorwürfen ausgesetzt. Spitze Pfeile der Intoleranz schießen auch so manches Mal die Geschlechtsgenossinnen der jeweils anderen „Seite" ab. Der gesellschaftliche Druck schafft einen Nährboden, auf dem Depressionen ausbrechen und wuchern können.

Mütter unterscheiden sich in ihrem Grundmuster an Wünschen, Bedürfnissen, Sehnsüchten und Vorstellungen. Vielleicht leiden Sie darunter, in den Beruf zurückkehren zu müssen, obwohl Sie lieber zu Hause bei Ihrem Kind sein möchten. Vielleicht sind sie unsicher, weil Sie eigentlich nicht so genau wissen, was Sie wollen: Kind oder Beruf. Es kann sein, daß sich die in der Schwangerschaft vorgefaßte Einstellung nach der Geburt ändert und Sie diese Veränderung sich selbst und anderen gegenüber nicht offen eingestehen wollen. Frauen, die fest entschlossen waren, ihren Beruf auf jeden Fall wieder aufzunehmen, empfinden es plötzlich als sehr hart und qualvoll, ihr Kleinkind in die Obhut anderer Menschen zu geben, selbst wenn es sich um vertraute Personen handelt. In der Baby-Pause können sich Ängste und Schuldgefühle einschleichen, die den Weg für Depressionen ebnen. Die bevorstehende Rückkehr in den Beruf wird als unmittelbare Bedrohung empfunden.

Betrachten wir die Sache von einer anderen Seite: Sie hatten sich vorgenommen, eine Weile auszusetzen und erst nach einer gewissen Zeit wieder in den Beruf zurückzukehren. Allmählich wird Ihnen klar, daß das Leben zu Hause mit Kind nicht dem Idealbild entspricht, das Sie sich von der Mutterschaft entworfen haben. Ihr Selbstwertgefühl liegt am Boden, die finanzielle Abhängigkeit wiegt schwer, Sie fühlen sich eingesperrt und als Mutter inkompetent.

„Doch mein Leben wurde zusehends mühseliger. Schon bald merkte ich, wie negative Gedanken sich in meinem Kopf festsetzten und micht nicht mehr losließen: ‚Wie konntest du dich nur auf ein Kind einlassen... wir hätten warten sollen... nie hat mir jemand gesagt, daß Muttersein so anstrengend ist... wo bleiben eigentlich meine Bedürfnisse, ich bin nur noch für das Kind da! Ach, wie vermißte ich meinen Beruf als Buchhändlerin, den Kontakt nach außen, die geistige Herausforderung. Jetzt saß ich da in dieser engen lauten Wohnung mit einem kleinen

Baby und war den ganzen Tag beschäftigt mit Stillen, Schlafenlegen, Wickeln, Haushalt etc.“ *(Barbara)*

Spannen wir den Bogen noch ein bißchen weiter: Sie sind jetzt berufstätige Mutter, ob gewollt oder ungewollt. Das Bestreben, beiden Bereichen – Beruf und Mutterschaft – gerecht werden zu wollen, entpuppt sich zu einem kräfteverschleißenden Drahtseilakt. Ihr Kind stellt unmißverständlich seine Ansprüche und Ihr Vorgesetzter steht dem im nichts nach. Das schlechte Gewissen folgt Ihnen zu Hause wie auch am Arbeitsplatz wie ein dunkler, nicht abzuschüttelnder Schatten, der sich auf ihre Seele legt. Manche Frauen überkommt das Gefühl, als Mutter und als berufstätige Frau gleichermaßen versagt zu haben. Das ständige Balancieren zwischen den unterschiedlichen Rollen als Mutter, Hausfrau, Ehefrau und Berufstätige wird durch eine Reihe äußerer Umstände erschwert: unzureichende Kinderbetreuungsmöglichkeiten, wenig Teilzeitjobs, unflexible Arbeitszeiten, wenig Unterstützung. Wird das Kind außer Haus betreut, stehen Sie unter Dauerstreß: Morgens wird in aller Eile das Kind versorgt, mit Auto, Bus oder Straßenbahn zur Oma, Tagesmutter oder in den Kindergarten gebracht, danach hetzen Sie zur Dienststelle, nach der Arbeit setzt sich das gleiche Spiel in umgekehrter Reihenfolge fort. Freizeit ist ein Fremdwort geworden, für die Befriedigung persönlicher Bedürfnisse ist in dem enggefaßten Arbeitsplan kein Platz mehr, die eigene Identität scheint sich in der Flut unterschiedlicher Belastungen in ein Nichts aufgelöst zu haben. Für so manche Frau ist es nur noch ein kleiner Schritt bis zum völligen Zusammenbruch aus Erschöpfung.

Isolation

„Ich war einige Monate vor der Geburt meiner Tochter zu meinem Mann in ein Dorf mit 400 Einwohnern gezogen. Dort kannten wir niemanden. Ich saß also im Winter mit dem Baby den ganzen Tag allein in der Wohnung und wartete, daß mein Mann abends um 19 Uhr frühestens nach Hause kam. Ich ging auch jeden Tag mit dem Kinderwagen spazieren, aber bis auf einen älteren Herrn traf ich niemanden. Gespräche mit diesem Mann über das Wetter waren Höhepunkte des Tages. Ich saß zu Hause vor dem Fernseher, meine Tochter lag an meiner Brust und schlief. Ich ernährte mich nur noch von Schokolade. Manchmal weinte ich stundenlang vor Einsamkeit. Die Verwandschaft war weit weg, und die Freundinnen waren berufstätig.“ *(Anke)*

Kaum jemand vermag sich vorzustellen, daß sich Frauen mit einem Kind oder mehreren Kindern einsam fühlen könnten – die Mutter selbst wahrscheinlich am allerwenigsten. Und doch ist es möglich. Die Gefühle der Einsamkeit und des Eingesperrtseins können so mächtig sein, daß Sie darüber in eine depressive Stimmung geraten.

Selbst wenn Sie vor Ihrer Mutterschaft ein mehr häuslicher Typ gewesen sind, hatten Sie zumindest die Freiheit und die Unabhängigkeit, kurzfristig Verabredungen zu treffen, ohne auf ein kleines hilfloses Wesen Rücksicht nehmen zu müssen, das Ihren vollen Einsatz verlangt. Besonders jene Frauen, die die reichhaltige Palette an Möglichkeiten der Zerstreuung aktiv wahrgenommen hatten, fällt die Fixierung auf die eigenen vier Wände sehr schwer, die mit der Geburt eines Kindes automatisch eingeläutet wird. All das, was Ihnen vorher lieb und teuer gewesen ist – und wenn es nur der gemütliche Plausch mit einer Freundin im Café gewesen ist – ist ohne Planung und ohne große Vorkehrungen nicht mehr realisierbar. Spontane Verabredungen, die dem Augenblick entspringen, gestalten sich zu einem Unternehmen, das manche Frau abschreckt. Nach dem Motto,Wenn ich erst mein Kind gestillt, gewickelt, den Kinderwagen die Treppe heruntergeschleppt habe, ist es sowieso zu spät', fällt die Entscheidung nicht selten gegen die Kaffeestunde mit der Freundin. Flexibilität und Mobilität gehören der Vergangenheit an.

Viele Frauen finden sich von einen Tag auf den anderen in der traditionellen Mutterrolle wieder, mit der vielleicht negativ besetzte Bilder assoziiert werden: Beschränkung der Persönlichkeit und der Freiheit, Unterdrückung eigener Bedürfnisse und Wünsche. Das neue Leben konzentriert sich auf die Bewältigung des Alltags, in dem Abwechslung schaffende Höhepunkte kaum noch vorkommen. Die anfallenden, manchmal auch langweiligen Arbeiten drehen sich ausschließlich um die Säuglingspflege und den Haushalt. Am Ende des Tages überkommt viele Frauen das Gefühl, eigentlich nichts geleistet zu haben, weil ein Tag dem anderen ähnelt. Die Gleichförmigkeit und zeitweilige Eintönigkeit des Alltags erwecken den Anschein, von der Lebendigkeit der Außenwelt abgeschnitten zu sein. So kommt es, daß so manche Frau mit Neid und Wut auf den Mann reagiert, der zur Arbeit gehen darf, während sie selbst wie eine Maus in der Falle sitzt.

Viele Paare entschließen sich dazu, angesichts des bevorstehenden Familienzuwachses ihre Wohnsituation zu ändern. Man möchte sich ein Nest schaffen, das dem neuen Lebensabschnitt angemessen ist: eine größere Wohnung in einem anderen Stadtteil oder einer anderen Stadt, vielleicht ein Haus auf dem Land. Die Auswirkungen eines Wohnortwechsels um den Zeitpunkt der Geburt eines Kindes werden häufig unterschätzt. Bewirkt die Aufgabe des Berufs schon eine gewisse Form der Isolation, so sieht sich manche Frau durch die räumliche Veränderung zusätzlich ihrem vertrauten Umfeld (Freunde, Bekannte) entrissen. Viele Frauen sind davon überzeugt, daß sich durch das Kind rasch neue Freundschaften entwickeln. Doch Kontaktmöglichkeiten sind abhängig von den Gegebenheiten und Angeboten vor Ort, die sehr unterschiedlich sein können.

Entstehende Einsamkeitsgefühle können sich wie ein zu enges Korsett um die Seele schnüren und die Mutter in einen Zustand der Lethargie versetzen. Andere Frauen leiden zeitweilig unter Panikattacken, weil sie der bedrohlichen Enge nicht zu entfliehen vermögen. In einigen Fällen kann sich eine ablehnende Haltung dem Kind gegenüber herauskristallisieren, weil es in den Augen der Mutter als alleiniger Verursacher erscheint, der die Berührung mit der Außenwelt blockiert.

Keine Mutter ist wie die andere

Wie Sie schon aus vielen Andeutungen herausgehört haben mögen, sind **Erstgebärende** wahrscheinlich einem größeren Risiko ausgesetzt, postnatale Reaktionen zu entwickeln. Der Übergang zur Mutter- bzw. zur Elternschaft ändert das Leben einer Frau in kaum vorstellbarer Weise. Die oben beschriebenen Verlust-Erfahrungen treffen vorwiegend Frauen, die zum ersten Mal Mutter werden. Der Prozess des Abschiednehmens (von der Schwangerschaft, der Kindheit, der Unabhängigkeit) ist neu, ungewohnt und bedarf einer längeren Verarbeitung. Erstgebärende sind in besonderem Maße Opfer des gesellschaftlich zementierten Mutter-Mythos. Sie hatten bislang noch keine direkten Erfahrungen mit der Mutterschaft und bezogen viele ihrer Visionen und Vorstellungen aus den verschiedenen Medien, die rosarot gefärbte Mutter-Bilder in Umlauf brachten bzw. bringen. Träume und Hoffnungen wurden geschürt, die nach der Geburt wie ein Kartenhaus in sich zusammenpurzeln. Die eigene erfahrene Realität gestaltet sich so ganz anders. Für viele Mütter tun sich plötzlich Abgründe auf, wenn sie schmerzhaft feststellen müssen, daß ihre vorgefertigten Erwartungen nicht einzuhalten sind, daß sie nicht so perfekt und unfehlbar sind wie jene fiktiven Mütter-Gestalten aus der Werbung.

Frauen mit zwei, drei oder mehr Kindern werden vielleicht dem Mutter-Mythos weniger aufsitzen als Erstgebärende. Dennoch sind sie gegen Depressionen nicht gefeit, da mit jedem Kind die Ansprüche und Belastungen steigen. Was mit einem Kind gerade noch bewältigt worden ist, muß mit mehreren Kindern zum Balanceakt zwischen den unterschiedlichen, der Altersstufe entsprechenden Anforderungen ausarten. Ein Kind mitzunehmen ist verhältnismäßig unproblematischer als eine kleine Gefolgschaft zu betreuen und zu beaufsichtigen. Jedes weitere Kind wird eine Mutter mehr ans Haus fesseln und ihre sowieso schon gering bemessene Freizeit weiterhin beschneiden. Auch die Möglichkeiten, in den Beruf wieder einzusteigen, verringern sich erheblich. Hinzu kommt, daß eine Mutter beim ersten Kind mehr Zuwendung und Unterstützung erfahren hat, da sie ja in ihren neuen Tätigkeitsbereich erst eingewiesen werden mußte. Beim zweiten Kind reduziert sich die Aufmerksamkeit anderer Mitmenschen schon wesentlich mehr, da davon ausgegangen wird, daß die Mutter bereits ausreichend Routine erworben hat.

Heutzutage entschließen sich immer mehr Frauen aus vielerlei Gründen, erst später Kinder zu bekommen. Obwohl **ältere Mütter** auch einige Vorteile gegenüber den jüngeren besitzen, scheint es doch so, daß sie gleichfalls für die postnatale Depression anfällig sind – vielleicht sogar noch stärker. Spätgebärende stehen unter Erfolgsdruck. Sie müssen unter Beweis stellen, daß der Aufschub der Mutterschaft entgegen einigen Prognosen hinsichtlich der Risiken keine Probleme bereitet, die nicht gemeistert werden können. Die späte Mutterschaft, ob freiwillig oder unfreiwillig, ist häufig mit einer sehr hohen Erwartungshaltung verknüpft, die noch realitätsferner sein kann als bei jüngeren Müttern. Die Euphorie und die Dankbarkeit älterer Frauen, noch ein Kind zu bekommen, ist überdurchschnittlich groß. Umso schockierter sind sie, wenn sie feststellen müssen, daß sie nach der Niederkunft an ihre psychischen und physischen Grenzen stoßen. In dieser Altersgruppe (zwischen dreißig und vierzig) besteht eine verstärkte Neigung, auftretende

Probleme wie Erschöpfung und Depression zu kaschieren. Viele Spätgebärende sind vor der Entbindung viele Jahre berufstätig gewesen. Ihr Leben verlief über einen langen Zeitraum in wohlgeordneten und fest etablierten Strukturen – ein Gewöhnungseffekt, den viele Frauen unterschätzen. Das lang ersehnte Kind bringt den totalen Umsturz und verlangt nach einer Routine, der sich die Mutter unterzuordnen hat. Es ist nicht mehr möglich, den langgehegten und eingeschliffenen Gewohnheiten und Tätigkeiten nachzugehen. Wut, Schuldgefühle und Depressionen resultieren aus dem zermürbenden Konflikt, Liebe zu dem Kind zu empfinden und sich gleichzeitig heftig nach dem früheren Leben zurückzusehnen. Die Anpassung an die veränderte Rollensituation fällt häufig älteren Müttern schwerer als jüngeren.

Eine weitere Risiko-Gruppe für postnatale Schwierigkeiten bilden **alleinstehende Mütter**, die aus den unterschiedlichsten Gründen keinen Partner haben. Es gibt Frauen, die sich bewußt dazu entschliessen, ihr Kind alleine großzuziehen und Frauen, die sich unfreiwillig mit dieser Situation auseinandersetzen müssen. Alleinstehende Mütter tragen die alleinige Verantwortung für ihr Kind, emotionale und praktische Unterstützung in der Bewältigung des Alltags müssen sie aus anderen Bezugsquellen schöpfen. Alleinerziehende sind in erhöhtem Maße auf ein gut ausgebautes Netz an Hilfskräften angewiesen. Zeigt dieses Netz Brüche, können sich angesichts der anstehenden Probleme, wie verstärkte Isolation und Geldsorgen, depressive Verstimmungen entwickeln. Alleinstehende Mütter laufen manchmal Gefahr, die Mutterschaft überzubetonen, da sie sich besonders stark auf das Kind als den alleinigen Lebensinhalt fixieren. Die Depression kann sich in einem überbeschützenden Verhalten und in chronischen Ängsten äußern, daß dem Kind etwas passieren könnte.

Mütter begegnen uns in den verschiedensten Variationen. Besonders vernachlässigt werden in unserer Gesellschaft die Belange und Probleme **körperlich behinderter Frauen**, die in ganz extremer Weise ans Haus gefesselt sind. Die Treffpunkte anderer Mütter bleiben häufig unerreichbar, sie sind wesentlich isolierter und abhängiger von der Hilfe ihrer Mitmenschen. Behinderte Mütter sehen sich gezwungen, ihrer Umgebung zu demonstrieren, daß auch sie, wenn auch langsamer und unter größeren Schwierigkeiten, in der Lage sind, ihr Kind angemessen zu versorgen. Durch den allseitigen Leistungsdruck besteht die Tendenz, eventuell auftauchende postnatale Verstimmungen zu verschleiern.

Auf wenig gesellschaftliche Beachtung stoßen auch **HIV-infizierte Mütter**, deren Zahl in den letzten Jahren angestiegen ist. Eine HIV-positive Mutter lebt in der ständigen Angst, daß die Aids-Erkrankung zum Ausbruch kommt und sie gesundheitlich nicht mehr fähig sein könnte, für ihr Kind zu sorgen. Der Tod ist ständig gegenwärtig.

Daneben muß sie mit der Ungewißheit fertig werden, ob sie den Virus auf das Kind übertragen hat, was erst mit Sicherheit nach ungefähr 18 Monaten feststellbar ist. Es bedarf kaum einer Erwähnung, daß für HIV-infizierte Mütter ein erhöhtes Risiko für postnatale Depressionen besteht.

Owohl **Adoptivmütter** nicht den gleichen hormonellen und biochemischen Veränderungen wie „natürliche" Mütter ausgesetzt sind, stoßen auch sie nach der Adoption eines Kindes auf Probleme und Konflikte. In diesen Fällen dominieren die hier vorgestellten psychosozialen Schwierigkeiten. Bei Adoptivmüttern kommt als belastender Umstand hinzu, daß sie mitunter jahrelang gekämpft haben, um unzählige Institutionen davon zu überzeugen, daß sie und ihr Partner dazu befähigt sind, ein Kind zu erziehen. Umso schwerer fällt es ihnen zuzugeben, daß die eigenen vorgeformten Idealvorstellungen nicht der Wirklichkeit entsprechen. Sie tendieren dazu, Erschöpfungszustände und Depressionen zu verschleiern, zumal Außenstehende sich als wenig tolerant erweisen, da das fremde Kind ja erwünscht war.

Wenig Mitgefühl können auch **Stiefmütter** erwarten. Der Begriff ist gefüllt mit Vorurteilen und versteckten Ressentiments. In Anbetracht ihrer schlecht angesehenen gesellschaftlichen Stellung und ihrer konfliktanfälligen Position in der Familie bemüht sich so manche Stiefmutter, ihre angenommene Mutterrolle mit Bravour zu bewältigen. Sie fürchtet sich vor Fehlentscheidungen, die ein schlechtes Licht auf ihre mütterliche Kompetenz werfen könnten. Wut, Zweifel und Schuldgefühle bleiben nicht aus und können zu einer schweren seelischen Belastung heranreifen. Das Konfliktpotential nimmt in dem Moment zu, wenn Stiefmütter ein eigenes Kind bekommen.

Seelischer Ballast

Seelischer Ballast mag in Ihren Ohren zunächst einmal sehr negativ klingen, ist aber nicht so gemeint. Es wird wohl kaum einen Menschen geben, der nicht eine gewisse Hypothek an seelischen Problemen aus der Vergangenheit mit sich trägt. Dabei wiegt der Rucksack an psychischen Belastungen unterschiedlich schwer. Entscheidend dabei ist, ob frühere Konflikte verarbeitet und bewältigt worden sind. Sie müssen sich immer wieder vor Augen halten, daß die Geburt und die ihr innewohnenden Begleiterscheinungen in der postnatalen Phase in sich bereits ein Risiko für nachgeburtliche Depressionen bergen. Gerade das erste Jahr post partum ist ein hochsensibler Lebensabschnitt, in dem Sie körperlichen, biologischen, emotionalen und sozialen Veränderungen unterworfen sind. Zurückliegende und unverarbeitete negative Umstände und Erlebnisse können an die Oberfläche dringen und Sie zusätzlich belasten. In diesem Zusammenhang möchte ich Ihnen einige wunde Punkte benennen, die von einem Teil der Fachleute als Mitverursacher in Betracht gezogen werden.

1. Wenn Sie bereits unter Depressionen, extremen Angstzuständen oder Psychosen in ihrem Leben gelitten haben sollten, sind Sie wahrscheinlich für postnatale Reaktionen empfänglicher. Leider ist es auch heute immer noch so, daß viele Menschen aus Schamgefühl keine professionelle Hilfe in Anspruch nehmen, weil sie befürchten, als geisteskrank stigmatisiert zu werden. Die beste Versicherung gegen weitere Perioden psychologischer Schwierigkeiten besteht in vorbeugenden Gesprächen oder in einer prompten und effektiven Behandlung mit Beginn der Symptomatik.

2. Frauen, die als Kind sexuell mißbraucht worden sind, sind teilweise mit einem höheren Risiko behaftet, nachgeburtliche Probleme zu entwickeln. Die Geburtserfahrung kann die Erinnerung an den sexuellen Mißbrauch wiederaufleben lassen. Das trifft wahrscheinlich umso mehr zu, wenn bei der Geburt jegliche persönliche Einflußnahme versagt wurde und Gefühle der einst erfahrenen Vergewaltigung durch diese Fremdbestimmung wachgerüttelt werden. In der Vorstellung einer betroffenen Mutter verschmelzen Geburt und Vergewaltigung und rufen schlimme Erinnerungen hervor, die in Depressionen münden können.

Anfällig für die postnatale Depression sind gleichermaßen Frauen, die aus zerrütteten Familienverhältnissen stammen, wo z.B.

ein Elternteil oder beide Alkoholiker waren. Die daraus resultierende extreme Vernachlässigung und Mißachtung verdichten sich zu Erfahrungen, die das Selbstwertgefühl stark mindern und die Fähigkeit herabsetzen können, enge persönliche Beziehungen herzustellen.

3. Da die Geburt eines Kindes nicht nur einen Neubeginn signalisiert, sondern auch gleichzeitig von Verlustgefühlen begleitet wird, können unverarbeitete Verlust- oder Trennungserlebnisse aus der eigenen Biographie durchsickern. Diese Verlusterfahrungen zeigen sich auf verschiedenen Ebenen: Vielleicht haben Sie in Ihrer Vergangenheit einen nahestehenden Menschen aus Ihrer Verwandschaft oder Ihrem Freundeskreis verloren. Oder Sie mußten um eine Fehlgeburt, eine Totgeburt, eine abgebrochene Schwangerschaft trauern. Unter die Rubrik „Verlusterfahrungen" kann auch der Umzug in eine andere Stadt oder in ein anderes Land fallen, weil damit die Trennung von Familie, Freundes- und Bekanntenkreis verbunden ist, selbst wenn das schon mehrere Jahre zurückliegt. Auch der Umzug einer guten Freundin oder eines Freundes, Kündigung oder gesundheitliche Probleme bilden Verlusterfahrungen. Es ist ganz wichtig zu betonen, daß nicht die Tatsache ins Gewicht fällt, ob Sie in irgendeiner Form einst mit schmerzlichen Verlusten konfrontiert worden waren, sondern ob Sie die Möglichkeit hatten, diese zu verarbeiten. Wenn der Prozeß des Trauerns nicht abgeschlossen worden ist, wird er unterschwellig weiter aktiv bleiben und kann an bestimmten Wendepunkten Ihres Lebens – wie die Geburt eines Kindes – reaktiviert werden.

Interessant ist in diesem Zusammenhang, daß etliche Fachleute in ihren Untersuchungen zu dem Ergebnis kamen, daß Frauen, die in ihrer frühen Kindheit von ihrer Mutter bzw. ihren Eltern getrennt wurden, besonders gefährdet sind, eine postnatale Depression zu entwickeln.

4. Belastende Vorkommnisse, die während der Schwangerschaft oder kurz nach der Geburt auftreten, erhöhen die Wahrscheinlicheit postnataler Probleme, weil sie einen zusätzlichen psychischen Druck erzeugen. Einige Beispiele seien hier genannt: der Tod eines lieben Menschen, eine schwere Erkrankung einer nahestehenden Person, ein Ortswechsel, der Verlust oder Wechsel des Berufs für Sie oder auch Ihren Partner, eine Veränderung in der Vermögenslage und vieles mehr. Je näher diese Belastungen um die

Geburt eines Kindes (pränatal oder postnatal) angesiedelt sind, desto mehr werden sie den bereits durch die Niederkunft vorhandenen psychischen Streß erhöhen.

Eine Frage der Persönlichkeit?

Depressionen jeglicher Ausformung sind gesellschaftlich nicht anerkannt. Wer depressiv ist, begegnet vielen kritischen Blicken und Vorurteilen: Es muß sich wohl um hochsensible, labile, passive und neurotisch veranlagte Menschen handeln, die zu einem bestimmten Zeitpunkt mit ihrem Leben nicht fertig werden. Nach den Gründen, die eine Depression auslösen, wird kaum gefragt, allein das Ergebnis zählt. In einer leistungsorientierten Gesellschaft haben Depressionen keinen Platz, obwohl gerade bestimmte gesellschaftliche Strukturen für die Herausbildung depressiver Zustände mitverantwortlich sind.

Eine subtile Form der Auslese wird betrieben, in dem man depressive Menschen meidet und ihre seelische Verfassung als persönliches Versagen diffamiert – ganz nach dem Motto: Wer depressiv wird, hat selbst schuld. Mütter mit Depressionen sind den latenten oder offenen Ressentiments ihrer Umwelt besonders ausgesetzt: Sie müssen an einem bestimmten charakterlichen Defekt leiden, sonst hätten sie sich wohl kaum in einer postnatalen Krise verfangen. Es heißt, daß das erste Jahr nach der Geburt eine hohe Anpassungsleistung seitens der Frau erfordert, um mit den vielfältigen Belastungen fertig zu werden. Das ist richtig. Wenn allerdings daraus die Schlußfolgerung gezogen wird, daß es gemäß einer besonderen Fähigkeit gut angepaßte und weniger gut angepaßte Mütter gibt, dann negiert man die Komplexität der postnatalen Problematik. Wie bereits dargelegt worden ist, fließen in der nachgeburtlichen Phase unzählige biologische, psychische, soziale und gesellschaftliche Aspekte zusammen. Ausschlaggebend für die Entwicklung der postnatalen Depression ist sowohl die Summe als auch die Intensität der einzelnen Belastungsfaktoren, die sich bei jeder Frau anders gestalten. Sie sind dafür verantwortlich, daß auch aus sehr selbstbewußten und lebensbejahenden Persönlichkeiten seelische Wracks werden können.

Auch eine veränderte hormonelle Situation kann einen stabilen Gefühlshaushalt entscheidend negativ beeinflussen. Frauen unterscheiden sich in ihrem hormonellen Grundmuster, was – neben den anderen genannten Kriterien – unterschiedliche Reaktionen mit bedingen kann.

Immer wieder wird von einer Mutter erwartet, daß sie sich ändert und daß sie sich anpaßt. Und was ist mit den anderen? Wo sind die Voraussetzungen, die eine gelungene Anpassung ermöglichen? Sicherlich müssen Mütter ihren Teil dazu beitragen, aber es wird immer stillschweigend erwartet, daß sich der zugrundegelegte Anpassungsprozeß bitte möglichst schnell und ohne viel Aufhebens vollziehe. Wird diese „Regel" nicht eingehalten, gelten sie als nicht ganz „normal." Der Anpassungsprozeß ist von vielerlei Faktoren abhängig, die es einer Frau unterschiedlich schwer machen, den für sie selbst unbefriedigenden Zustand zu beheben. Die eine hat es leichter, die andere stößt auf mehr Probleme, die sich ihr in den Weg stellen. Im Prinzip wird uns die Berechtigung abgesprochen, auf bestimmte belastende Umstände depressiv zu reagieren. Jeder Mensch hat das Recht, auch mal über einen längeren Zeitraum unglücklich zu sein! Wir wachsen nur an unseren persönlichen Krisen. Menschen, die auch die dunklen Seiten des Lebens kennengelernt haben, sind für die Probleme, Sorgen und Ängste anderer zugänglicher, wahrnehmungsfähiger, toleranter und stellen aus diesem Grund eine Bereicherung für die zwischenmenschlichen Beziehungen dar. Die Tatsache, daß Mütter ihr Tief nach der Geburt häufig unter sehr harten Bedingungen meistern, findet wenig Berücksichtigung und Anerkennung.

Die Psychologinnen Dunnewold und Sanford gehen in der Frage nach der Persönlichkeit von Charakteristika aus, die der postnatalen Problematik eher gerecht werden, und die zumindest auf einen Teil der Frauen zutreffen mögen:

- ein Bedürfnis, ständig alles unter Kontrolle haben zu wollen,
- ein ausgeprägter Perfektionismus, gepaart mit einer hohen Erwartungshaltung,
- eine Neigung zu extremer Besorgnis.[18]

Die Bedürfnisse eines Babys folgen keinem geregelten Zeitplan und Rhythmus. Es diktiert Ihnen, was Sie zu tun und zu unterlassen haben: stillen, Windeln wechseln, in den Schlaf wiegen, spazierengehen etc. Die Schlafgewohnheiten Ihres Säuglings nehmen Einfluß auf Ihren Schlaf. An dieser Situation können Sie nicht viel ändern. Ständig haben Sie das Gefühl, unterbrochen zu werden, nichts richtig beginnen oder beenden zu können. Das Liegengebliebene und Unerledigte macht unzufrieden und frustriert. Je größer Ihr Verlangen ist, alles im Griff und unter Kontrolle zu haben, desto mehr Probleme werden Sie bekommen. Es muß eine Traumvision bleiben, mit einem Kleinkind die gleiche Routine in der Bewältigung des Alltags aufrechtzuerhalten, wie Sie es von jeher gewohnt waren. Dazu fehlt auch die frühere Energie: Der Körper ist noch geschwächt und die Hormone fließen mitunter auch noch nicht so, wie sie sollten.

Der Wunsch, immer „Frau der Lage" zu sein und ein ausgeprägter Hang zum Perfektionismus sind häufig eng miteinander verwoben. Je höher die Erwartungen geschraubt werden, desto tiefer wird der Absturz sein, wenn sie nicht erfüllt werden können. Die postnatale Phase stellt einen Lebensabschnitt enormer physischer und psychischer Umwälzungen dar. Höchstleistungen in dieser Zeit von sich abzuverlangen, die in dem Bestreben stehen, immer das Allerbeste für das Kind zu tun, müssen zwangsläufig zum Scheitern verurteilt sein. Die daraus resultierenden Versagens- und Minderwertigkeitsgefühle tragen zur Entwicklung der postnatalen Depression bei.

„Die freie Zeit während des Mutterschutzes genoß ich in vollen Zügen. Nicht, daß ich mich schonte, ganz im Gegenteil, angetrieben von der nichtendenwollenden Energie, alles selbst in die Hand zu nehmen und möglichst perfekt zu machen, legte ich bis zum Tag der Geburt meines Sohnes den Garten an, ging jeden Tag reiten, führte einen tollen Haushalt; schließlich war unsere Tochter im Kindergarten, und ich hatte sehr viel Zeit. Auch die Hausgeburt fand ihre Wurzeln in diesem Perfektionsdrang, es möglichst allen auch recht zu machen: meiner Tochter, um ihr keinen Anlaß zur Eifersucht zu geben und sie möglichst nahe bei mir und dem Baby zu haben, und um unserem Sohn die sterile Atmosphäre des Krankenhauses zu ersparen. Niemand und zuletzt ich haben es für möglich gehalten, daß diese Seifenblase einmal platzen könnte. Es begann direkt nach der Geburt. Ich war nach der Geburt so geschwächt, daß ich nicht aufstehen konnte. Wir hatten niemanden für den Haushalt, die gesamte Verwandschaft hatte sich nach dem Besuch des Knuddelbabys verabschiedet, ohne ihre Hilfe anzubieten. Nur meine Großmutter fragte am nächsten Tag, ob sie uns etwas kochen sollte. Nach einigen Tagen kam dann meine Schwiegermutter nach Deutschland und versorgte uns wirklich bestens. Nur – ich hatte inzwi-

schen schon einen undefinierbaren Infekt, der die Gynäkologen vor einige Rätsel stellte: Fieber, Schwäche, Schweißausbrüche – keiner konnte mir helfen bzw. eine konkrete Diagnose stellen. Nach zehn Tagen war alles vorbei, und ich stürzte mich mit meiner Schwiegermutter in die Hausarbeit. Ich kam mir so faul vor in ihrer emsigen Gegenwart. Als sie dann abreiste, und ich mehr oder weniger auf mich allein gestellt war, lief alles nur noch chaotisch. Mein Mann war mitten in seiner Doktorarbeit, unser Sohn war ein kleiner Vielfraß, der nach acht Wochen zwei- bis maximal dreistündlich gestillt werden wollte, und unsere Tochter ließ uns aus Eifersucht geschlagene sechs Monate links liegen: ‚Faß mich nicht an, laß mich in Ruhe', waren ihre meist gebrauchten Redewendungen, ihren kleinen Bruder jedoch liebte sie heiß und innig. Als ich dann, neben der Versorgung unserer diversen Haustiere – vom Hund angefangen über Pferde – mit den sprachlichen Korrekturen der Doktorarbeit meines Mannes konfrontiert war, brach eine Welt für mich zuammen. Ich konnte nachts nach dem Stillen nicht mehr einschlafen (unser Sohn war inzwischen fünf Monate alt), hatte Schweißausbrüche, Unruhe, Nervosität, etc. Der entscheidende Tag war ein verhangener, nebliger Herbsttag, als ich mit meinem schreienden Sohn an der Terrassentür stand, nach draußen schaute und wußte: Ich kann nicht mehr! Ich bin von Natur aus ein optimistischer, offener und fröhlicher Mensch, aber ab diesem Moment gab es keinen Weg mehr für mich. Ich erstarrte, kannte meine Gefühle nicht mehr, konnte sie nirgends einordnen. Statt nach Lösungen zu suchen, mich frei zu machen, abzustillen, meinen Mann mehr in die Pflicht zu nehmen, grub ich mir immer mehr das Wasser ab. Ich hatte Angst durchzudrehen, in der Küche mit dem Messer zu arbeiten löste in mir Panik aus, vielleicht ausrasten zu können. Es waren nie ausgedachte Gedanken, aber das Negative grub sich immer mehr in meine Seele ein. Ich lehnte mich ab, haßte mich für meine Gefühle.

Auslösend für diese Depression waren sicherlich meine hohen Ansprüche an mich in Bezug auf Leistungsfähigkeit zum Einen, und zum Anderen mein pädagogischer Beruf, der sehr hohe Ansprüche an mich in puncto Erziehung stellte. Ich habe oft schon Frauen bzw. Mütter bewundert, die ihre Kinder einfach so ‚aus dem Bauch heraus' erziehen und sich nicht ständig den Kopf darüber zerbrechen, welche erzieherischen Maßnahmen sie anwenden, um ja ihren Kindern gerecht zu werden."

(Kerstin)

Des weiteren kann eine Tendenz, sich generell viele Sorgen über die unterschiedlichsten Umstände zu machen, nachgeburtliche Schwierigkeiten fördern. Wie Sie über bestimmte Dinge denken, beeinflußt in irgendeiner Form Ihre Gefühle. Für alle Mütter gilt erst einmal, daß das Kinderkriegen einen Wust an Sorgen, Bedenken, Fragen und Gefühlsschwankungen auslöst. Die Geburt eines Kindes schärft oft die Wahrnehmung und die Sensibilität für Umwelt- und Zukunftsprobleme. Berichte von Umweltkatastrophen erhalten plötzlich eine größere Bedeutung. Die persönliche Verantwortung für ein Kind macht empfänglich für die Probleme und die Verletzbarkeit von Menschen, insbesondere von Kindern. Heftigen Gefühlswallungen sind alle Frauen mit einem Neugeborenen ausgesetzt. Es ist vollkommen normal, wenn Sie angesichts von hungernden Kindern in Afrika in Tränen ausbrechen (worüber übrigens nicht nur Mütter weinen sollten).

Wenn Sie nun diese normalen Sorgen und Ängste, denen im Prinzip alle Mütter mehr oder weniger unterworfen sind, kombinieren mit einer gewissen charakterlichen Grundstruktur, die zu übermäßiger Besorgnis und zu Negativ-Einschätzungen tendiert, erhöht sich die Wahrscheinlichkeit einer Reaktion post partum. Das kann sich darin äußern, daß Sie permanent um die Gesundheit und das Wohlergehen Ihres Babys besorgt sind. Jeder Husten und Schnupfen kann Sie in Panik versetzen. Oder Sie sehen im Fernsehen einen Autounfall und befürchten sogleich, daß dies auch Ihrem Kind zustoßen könnte. Vielleicht denken Sie häufig darüber nach, welchen Gefahren Ihr Kleinkind im Teenager-Alter begegnen wird. Wenn sich diese Gedankengänge und Gefühle einnisten und festsetzen, kann es sein, daß die Seele irgendwann überläuft.

„Ich litt nach beiden Geburten (ich habe zwei Töchter) unter einer Krise, allerdings nach der ersten Geburt weitaus schlimmer als nach der zweiten. Vor allem wurde ich beim ersten Mal davon völlig überrumpelt, weil ich mit so etwas nie gerechnet hätte. Beim zweitenmal war ich wenigstens schon mal darauf vorbereitet, daß es so etwas überhaupt gibt und wußte, es besteht die Möglichkeit, daß es wieder auftreten könnte. Auslöser für mein seelisches Tief nach der ersten Entbindung gibt es viele, direkte und indirekte. Direkter Auslöser war damals folgender: Als ungefähr am dritten oder vierten Tag nach der Geburt mein Mann zu Besuch kam, hatte ich schon ziemlich nahe am Wasser gebaut. Das Stillen klappte nicht, sitzen konnte ich wegen der schmerzenden Dammnaht nicht, Katrin trank kaum. Mein Mann brachte mir die Tageszeitung mit. Ich hatte die Tage seit der Geburt in einem zeit- und nachrichtenlosen Raum gelebt und griff neugierig nach dem Blatt.

Die Titelzeile und die abgebildeten Photos sprangen mir sofort in die Augen. Es handelte sich um einen schrecklichen Unfall mit vielen Toten. In diesem Moment hatte ich ein Gefühl von ‚in die Realität geworfen werden'. Vorher hatte ich mit meinem Baby in einer Art Schwebezustand gelebt, im Schonraum dieses Krankenzimmers. Jetzt wurde mir schockartig bewußt, daß es die Welt da draußen noch gibt, eine Welt, in der entsetzliche Dinge möglich waren und tagtäglich passierten. Dinge, vor denen auch mein Kind nicht sicher war, vor denen auch ich es nicht beschützen konnte. Plötzlich brach es über mich herein – die ungeheure Verantwortung, die ich mir aufgeladen hatte, und die ich jetzt den Rest meines Lebens haben würde. Würde ich die Kraft haben, sie zu tragen? Hinzu kam, daß sich im Krankenhaus die Ärzte und Schwestern dauernd die Hände desinfizierten, und wir wurden angehalten, das auch zu machen. Also setzte sich in mir eine Bakterien-Angst fest. Ich dachte, wenn irgendein Mikroorganismus an mein Baby geht, stirbt es. Dann hatte ich dauernd Angst, sie verschluckt sich, erstickt .. ist dann einfach tot. Ich habe ständig geguckt, ob sie noch atmet und habe mich kaum getraut, zu schlafen, aus lauter Angst, es passiert etwas ganz Schreckliches, sobald ich die Augen zumache.

Diese Zeitung war aber der ganz konkrete Auslöser – allerdings denke ich, wenn sie nicht gewesen wäre, wäre es irgendetwas anderes gewesen: eine Fernsehsendung, eine Bemerkung, die irgend jemand gemacht hätte. Meine Ängste saßen in mir drin auf der Lauer, bereit auszubrechen, wenn irgendein Anstoß kommen würde.

Nachdem das erste Jahr vorbei war, wurde es etwas besser, unter anderem, weil dann ja die gefährliche Zeit für den Kindstod vorbei war. Nach der zweiten Entbindung hatte ich auch diesmal wieder ‚Heultage', aber alles versetzte mich nicht mehr in diese extreme Panik wie beim ersten Mal. Das erste Kind war nicht am plötzlichen Kindstod gestorben, also würde ich es wahrscheinlich auch schaffen, daß das zweite überlebte. Ängste, traurige und verzweifelte Tage gab es trotzdem – aber alles mehr ‚im Rahmen', und ich konnte damit umgehen und wußte, daß es vorbei gehen würde.“ *(Ute)*

4. Beziehungs-Geschichten

Wenn ein Kind geboren wird, verändern sich sämtliche Beziehungen und damit Ihr ganzes Leben. Ein umfassender Perspektivenwechsel findet durch Ihre Position als Mutter statt: Der Ehemann oder Freund wird zum Vater, die Eltern zu Großeltern, das Erstgeborene wird zu einer älteren Schwester oder einem älteren Bruder,

Schwestern werden zu Tanten, Brüder zu Onkel. Alte Feundschaften lösen sich auf, neue rücken an ihre Stelle. Sie nehmen sich selbst und auch Ihre Mitmenschen anders wahr, wie auch Sie umgekehrt in einem anderen Licht erscheinen. Die alten Beziehungen müssen neu definiert werden. Sie treffen sich mit Ihrem Partner, Familie, Freunden auf einer neuen Ebene wieder, die den Anstoß zu Konflikten und Krisen geben kann.

Neben allem Neuen, das auf Sie einströmt, müssen Sie sich einen Weg zu Ihrem Neugeborenen bahnen, zu dem die Beziehung erst aufgebaut und intensiviert werden muß.

Die Mutter-Kind-Beziehung

Mit der Geburt löst sich die Mutter-Kind-Einheit auf, die vielleicht als besonders harmonisch und glücklich empfunden worden ist. Mutter und Kind treten jetzt in eine neue Phase ein, in der sie sich erst kennenlernen müssen. Aber auch in diesem Punkt fallen etliche Frauen dem gängigen Mutter-Mythos zum Opfer, der besagt, daß sich die Liebe zum Kind nach der Entbindung automatisch einstellt. Dabei ist es ganz natürlich, daß Sie Ihr Kind erst entdecken und sich auf seine eigenständige Persönlichkeit einstellen müssen. Und es ist ebenso natürlich, daß diese Kennenlern-Phase von widerstreitenden Empfindungen begleitet wird, die zwischen Entzücken und Ablehnung, zwischen überströmender Zärtlichkeit und ohnmächtiger Wut schwanken.

Das Kind ist nun da – mit seinen ganz realen Forderungen und Bedürfnissen, die es befriedigt sehen möchte. Besonders in den ersten Monaten werden Sie das Gefühl haben, immer nur zu geben, ohne je etwas zurückzubekommen. Ein Kind bedeutet harte Arbeit, verminderte Kontakte, Verlust der Unabhängigkeit und Verzicht auf viele Annehmlichkeiten des Lebens. Addieren wir dazu noch die körperlichen sowie hormonellen Umstellungen, den Schlafentzug, das Weinen und Schreien des Kindes, dann sind wir nicht mehr allzuweit davon entfernt, wo die allgemeine Fürsorge umschlägt in Erschöpfung, Niedergeschlagenheit, Resignation, Wut und Aggressionen gegen das Kind. Da aber das doch alles nicht sein darf und der verinnerlichten Ideal-Vorstellung einer Mutter nicht Rechnung trägt, meldet sich prompt das schlechte Gewissen und das Baby wird zum Sinnbild des persönlichen Versagens. Ist diese Grenzsituation erreicht, wünscht sich so manche Frau, ihr

Kind für immer weggeben zu können, es anderen Menschen zu überlassen. Dieser Wunsch ist gleichzeitig Ausdruck eines schlagartig einsetzenden Bewußtseins, daß nichts im Leben mehr so wie früher sein wird. Die lebenslange Verantwortung läßt sich nicht mehr abschütteln und mag manche Frau erschrecken.

Wenn Frauen wüßten, daß Widersprüchlichkeiten in der Beziehung zu ihrem Kind gehören, könnten sie zumindest von den immensen Schuldgefühlen entlastet werden, die sie häufig in eine postnatale Krise stolpern lassen. Wenn es dann noch gelingt, sich kleine Oasen im Alltag mit einem Säugling zu schaffen, die Phasen der Regeneration gestatten, wird sich das Verhältnis zwischen Mutter und Kind schneller entspannen.

Doch leider geht es nicht immer so einfach. Verschiedene Belastungsfaktoren können der sich entwickelnden Beziehung zu Ihrem Kind einen zusätzlichen Dämpfer verpassen. Je mehr Schwierigkeiten in dem Mutter-Kind-Verhältnis auftreten, desto höher ist das Risiko für die Herausbildung einer postnatalen Reaktion. Dabei handelt es sich nicht um Belastungen, die die Mutter selbst kreiert hat, sondern die der spezifischen Situation entspringen:

Wir müssen unterscheiden zwischen „pflegeleichten" Babys und jenen, die in ihrer Pflege anspruchsvoller sind und eines höheren Aufwandes bedürfen. Es gibt einfach Säuglinge, die schnell einschlafen, vor allem lange schlafen und rascher zu befriedigen sind. Andere Kinder reagieren wiederum auf die gleichen Bemühungen nach einem anderen Schema: Sie müssen erst stundenlang herumgetragen oder in den Schlaf gewiegt werden, bevor es ihnen einfällt, ihr Weinen und Quengeln zu beenden. Das Schlaf-Muster von Kleinkindern kann sehr unterschiedlich ausfallen.

Besonders problematisch wird es für eine Mutter, deren Kind unter Koliken leidet. Über die Ursachen von Koliken kursieren verschiedene Theorien, die entsprechend unterschiedliche Ratschläge erzeugen. Interessant fand ich den Hinweis einer Frau, bei der sich herausstellte, daß die Koliken ihres Babys möglicherweise auf Darmpilzen ihrerseits beruhten. Das furchtbare, teilweise über Monate anhaltende Schreien und Weinen des Kindes spielt Klavier auf der Nerven-Tastatur einer Mutter und kann zu einer traumatischen Erfahrung ausarten. Gewohnte Mechanismen, ein Kind zu trösten und zu beruhigen, versagen in diesem Fall. Wie hilflos, ohnmächtig, tief erschöpft muß sich eine Frau fühlen, die kaum eine

Chance hat, dem unaufhörlichen Weinen ihres Kindes zu entrinnen. Sie fühlt sich schuldig und als Mutter inkompetent, weil es ihr nicht gelingt, das Leiden ihres Kindes zu beheben.

„Nach der Geburt geht es mir super: kein Heultag, keine körperlichen Probleme. Die Schwestern sind sehr lieb und unterstützen mich bei allem (Babypflege, Stillen usw.). Fünf Tage später sind wir wieder zu Hause. Jana hat Drei-Monats-Koliken und schreit und schreit. Ich stehe vor meinem Kind und heule. Was ich auch mache, Jana schreit. Sie ist sauber, trocken, satt und schreit. Meine Gedanken: Was mache ich falsch? Dazu stelle ich fest, daß ich nicht genug Milch habe. Mein Frauenarzt spricht lange mit mir und rät zum Abstillen. Er merkt, daß ich nervös bin und meint, es würde sich auf Jana übertragen. Ich schlafe kaum noch, da Jana acht Mahlzeiten braucht. Mein Mann hilft, aber nachts und von sieben bis 17 Uhr bin ich dran. Wenn Jana dann mal schläft, schaffe ich es nicht, mich zu entspannen. Ende September bin ich mit den Nerven fertig, Jana ist drei Wochen alt. Ich laufe mit dem Kinderwagen sechs Kilometer in die Stadt, nur um unter Leute zu kommen. Eine Woche später hilft nichts mehr, ich kann nicht mehr allein zu Hause sein. Jana schreit und schreit und schreit.“ (Franziska)

Gefühle der Hilflosigkeit erfährt auch eine Mutter, deren Kind seit der Geburt ernsthafte medizinische Probleme hat. Extreme Ängste können sich entwickeln, das Kind zu verlieren. Vielleicht zwingen die Umstände dazu, das Kind im Krankenhaus unter medizinischer Obhut zu lassen, so daß nur noch ein begrenzter Kontakt zu dem Kind möglich ist. Heutzutage erkennen Fachleute mehr und mehr die Bedeutung der mütterlichen Anwesenheit für die Genesung eines Kleinkindes an und räumen der Mutter einen Platz in der Klinik ein. Dennoch ist die Situation nicht vergleichbar mit der häuslichen Atmosphäre, so daß das Gefühl aufkommen kann, einer intensiven Form der Nähe mit dem Baby beraubt worden zu sein. Wird das kranke Kind dagegen zu Hause versorgt, ist zwar der Kontakt intensiver, aber die Mutter kann durch die Überbeanspruchung sehr schnell an ihre eigenen psychischen und physischen Grenzen stoßen.

Schließlich sind einige Fachleute der Auffassung, daß Unstimmigkeiten zwischen Mutter und Kind in ihren Persönlichkeitsstrukturen die Entwicklung einer zufriedenstellenden Beziehung zumindest in ihren Anfängen hemmen könnten (z. B. Unterschiede im Temperament).

Sheila Kitzinger drückt es folgendermaßen aus: „Manches Kind macht es der Mutter schwer, geliebt zu werden, so als paßten die unterschiedlichen Persönlichkeiten von Mutter und Kind nicht zusammen. Die Mutter empfindet vielleicht für das eine Kind liebevolles Verständnis, weil es ihr so ähnlich ist, und hat beim anderen Kind das Gefühl, ein Kuckucksei ins Nest gesetzt bekommen zu haben. Manchmal ärgert sich die Mutter besonders über Eigenschaften ihres Kindes, die sie auch an sich selbst nicht mag. Die eine Mutter mag lieber Jungen, die andere lieber Mädchen. Eine Mutter ist besonders glücklich, wenn ihr Kind groß, ungestüm und 'aggressiv' ist. Wieder eine andere mag sanfte, zurückhaltende, hübsche und adrette kleine Babys, die alles mit sich machen lassen, sich ankuscheln und auf das Schmusen und Spielen der Mutter eingehen. Manche Mütter haben mit einem solchen ruhigen Kind Probleme; sie haben Angst, das Kind könnte in seiner Entwicklung hinterherhinken und unselbständig bleiben. Andere Mütter führen einen ständigen Kampf mit ihrem selbstbewußten Kind, das genau weiß, was es will, und seine Bedürfnisse durchzusetzen versteht."[19]

Die Beziehung zu den anderen Kindern

Mit der Geburt eines jeden Kindes verändert sich die Familiensituation aufs Neue. Es wird sich für Sie die Frage stellen, wie Ihre anderen Kinder auf den Neuankömmling reagieren. Und genau von diesen Reaktionen kann es abhängig sein, inwieweit Ihnen die Anpassung an die veränderten Umstände gelingen wird.

Denn das Verhalten Ihrer Kinder läßt Sie nicht unberührt. Wenn Kinder große Probleme haben, das neue Schwesterchen oder Brüderchen zu akzeptieren, weil sie sich zurückgesetzt und weniger geliebt fühlen, verschärft sich die Konfliktsituation. Je schwieriger sich die Beziehungen zum Neugeborenen gestalten, desto mehr wird es Sie belasten. Es ist ganz normal, daß Sie eine gewisse Traurigkeit verspüren, weil Sie durch die Inanspruchnahme des Säuglings weniger Zeit haben, sich um die anderen Kinder zu kümmern. Diese Empfindungen können sich jedoch auch vertiefen: Vielleicht ärgern Sie sich einerseits über das Benehmen Ihrer anderen Kinder, vielleicht fühlen Sie sich aber auch schuldig und sind frustriert, daß Sie ihnen durch das neue Baby seelischen Kummer zufügen müssen, der manchmal schwer auf kleinen Kinderherzen lasten kann. Je mehr Sie sich in diese Gefühle verstricken, desto mehr werden diese Emotionen zu postnatalen Problemen beitragen. Nicht zuletzt spielt auch die hohe Erwartungshaltung eine Rolle, es allen gleichermaßen recht machen zu wollen.

Die Beziehung zum Partner

Dem Mythos, der sich um die Geburt eines Kindes rankt, fallen nicht nur die Frauen zum Opfer, sondern in zunehmenden Maße auch die Männer. Der Traum von der Familienidylle soll wahr werden. Daß Paare gerade im ersten Jahr post partum in eine tiefgehende Krise geraten können, vermögen sich viele in Ermangelung angemessener Aufklärung kaum vorzustellen. Die Geburt ihres ersehnten Kindes entwickelt sich zum Stolperstein für ihre Beziehung. Machen wir uns die einzelnen Punkte deutlich, die sich zu einem Bündel an konfliktträchtigen Belastungen formieren können:

Faktor Elternrolle:

Unabhängig davon, wie sich die Paarsituation vor der Geburt eines Kindes gestaltete, kommt es nach der Entbindung zu einer klar umrissenen Rollenverteilung: Die Frau bleibt zu Hause und kümmert sich um das Kind, während der Mann in der Funktion des Ernährers seiner Arbeit nachgeht. Die Tatsache, daß Frauen meist weniger verdienen, manchmal zumindest für die erste Zeit ihre ureigenste Domäne nicht gern an den Mann abtreten möchten und dieser auch nicht bereit ist, sie zu übernehmen, liegt dieser Entwicklung zugrunde.

Auch wenn sich ein Paar über die Zuteilung der Rollen einig geworden ist, fällt doch die Gewöhnung an die veränderte Lebenssituation unterschiedlich schwer. Der Therapeut und Pädagoge Hermann Bullinger geht davon aus, daß jene Paare, die vor der Geburt ihres Kindes das klassische Rollenprinzip abgelehnt haben, größere Probleme damit haben, den Rückfall in traditionelle Beziehungsmuster zu akzeptieren.[20]

Faktor Arbeitsteilung:

Die klassische Rollenverteilung impliziert häufig eine klassische Arbeitsteilung, die wahrscheinlich die meisten Streitpunkte garantiert. Die Psychologen Carolyn und Philipp Cowan aus Kalifornien haben festgestellt, daß im Rahmen der traditionellen Rollenverteilung eine weitere Spezialisierung beider Partner erfolgt: Der Mann beschäftigt sich mit allen anfallenden Arbeiten und Aufgaben außer Haus, die Frau verlagert ihren Arbeitsplatz ins Haus.

Es ist ein durchaus nicht selten anzutreffendes Phänomen, daß sich selbst der Emanzipation aufgeschlossene Männer plötzlich zu kleinen Patriarchen mausern, sobald das Kind da ist. Da er jetzt eine Frau hat, die nicht mehr berufstätig ist, sondern „nur" Kind und Haushalt versorgt, möchte so mancher Mann seine Mit-Versorgung gewährleistet sehen: Das Essen muß abends pünktlich auf dem Tisch stehen, den Mülleimer muß seine Frau jetzt selber herausschleppen, nachts will er nicht durch Baby-Geschrei gestört werden etc. Unglücklicherweise machen viele Frauen, obwohl sie sich selber am Rand der Erschöpfung bewegen, das Spielchen mit. Da sie im materiellen Sinne nichts zum Lebensunterhalt beitragen, fühlen sie sich nicht berechtigt, Forderungen zu stellen. Das Psychologen-Ehepaar Cowan macht darauf aufmerksam, daß die Partnerschaft im ersten Jahr nach der Geburt besonders krisenanfällig ist, wenn sich der Vater wenig um das Baby kümmert.[21]

Faktor Zeit:
Eines liegt klar auf der Hand: die Betreuung des Kindes reduziert erheblich die Zeit, die Paare vor der Geburt für einander aufbringen konnten. Die Rund-um-die-Uhr-Pflege raubt sämtliche Energien. Zeitmangel und Energielosigkeit lassen die Kommunikation zwischen Mann und Frau einschlafen und können sich in einer allgemeinen Beziehungsmüdigkeit niederschlagen.

Faktor Sexualität:
Nach der Geburt eines Kindes unterliegt auch die sexuelle Beziehung zwischen Mann und Frau einer Veränderung. Die Mehrheit der Frauen erfährt in den ersten Monaten nach der Geburt eine sexuelle Lustlosigkeit. Hier liegen psychische und biologische Ursachen vor, die die Libido erheblich dämpfen.

Faktor Stillen:
Das Stillen verleiht der Mutter-Kind-Beziehung einen symbiotischen Charakter. Viele Väter können nicht damit umgehen und fühlen sich in eine Art Statistenrolle abgedrängt. Manche Männer

reagieren mit Neid und Eifersucht auf die Exklusivität der Bindung zwischen Mutter und Kind, die durch das Stillen symbolisiert wird. Wenn das Kind Hunger hat oder körperliche Nähe und Geborgenheit sucht, will es nur an der Brust der Mutter saugen. Viele Väter müssen die frustrierende Erfahrung machen, daß sie ihr Kind nicht zu beruhigen vermögen und ziehen sich allmählich aus dem „Geschäft" zurück.

Die meisten Paare rutschen nach der Geburt ihres Kindes in eine Krise. Statt der erhofften Bereicherung wird das Kind zu einer harten Belastungsprobe für die Partnerschaft. Selbst ausgesprochen stabile Beziehungen halten keinen Freibrief auf ungetrübtes Glück in den Händen. Das Risiko für postnatale Probleme steigt, wenn die Beziehung bereits vor der Entbindung auf wackeligen Grundmauern stand. Einige Paare hoffen, daß ein Kind wieder Harmonie in die gefährdete Beziehung bringt. Das muß ein Trugschluß bleiben, denn erfahrungsgemäß verschärft ein Kind bestehende Konflikte.

Auf die Frage, wie die Einschätzung der Partnerschaft nach der Geburt des Kindes aussieht, gibt Dr. Gabriele Gloger-Tippelt folgende Antwort:

„In meiner Längsschnittstudie, die den Untersuchungszeitraum von Beginn der Schwangerschaft bis zu einem Jahr nach der Geburt wie auch bis zu inzwischen sechs Jahren danach umfaßt, habe ich folgende Feststellung gemacht: Die Partnerschaftseinschätzung beider Partner, sowohl aus der Sicht der Frau wie auch des Mannes, stellt sich insgesamt ungünstiger dar. Die Paare sehen ihre Beziehung nach der Geburt durch weniger Zärtlichkeit oder wechselseitigen Austausch gekennzeichnet. Sie streiten mehr, die Zeit für ausführliche Gespräche fehlt. Die Zufriedenheit mit der Partnerschaft läßt allgemein deutlich nach. Und dieser Knick in der Einschätzung der Partnerschaft, der sich besonders in den Bereichen Zärtlichkeit und Sexualität niederschlägt, tritt bereits im ersten halben Jahr nach der Geburt auf. Allerdings sind Unterschiede in den Verläufen zu berücksichtigen. Größere amerikanische Studien haben herausgefunden, daß sich im Durchschnitt bei allen Paaren zumindest eine leichte Verschlechterung ihrer Beziehung zeigt. Aber bei manchen Paaren kommt es sehr schnell und deutlich zu einer negativen Entwicklung ihrer Beziehung, während wiederum andere Paare eine geringere Beeinträchtigung erfahren. Insgesamt muß festgehalten werden, daß es nur ganz wenige Paare gibt, die eine leichte Verbesserung

der Situation unmittelbar nach der Geburt des ersten Kindes erleben. Das ist leider eine traurige Feststellung.

Viele Paare haben auch damit zu kämpfen, daß die Rollenverteilung traditioneller wird. Selbst bei gleicher beruflicher Qualifikation treten oftmals die Frauen zurück und übernehmen den Part der Baby-Versorgung. Entscheidend ist in diesem Zusammenhang, daß dieser doch sehr erhebliche Umbruch in der Lebenssituation unterschiedlich verarbeitet wird. Es wird dann kritisch, wenn Frauen die Veränderung als Einschränkung werten und den Partner hauptsächlich dafür verantwortlich machen. In der Folge treten negative Gefühle auf, wie Ärger über den Partner oder Hoffnungslosigkeit. Auf der anderen Seite muß man auch sehen, daß es sich in der Regel um eine Lebenszeit handelt, in der nicht nur Elternaufgaben anstehen, sondern sich auch die Männer im Beruf etablieren wollen. Sie stecken jetzt in der Ernährerrolle und wollen diese auch besonders gut ausfüllen. Man muß den Vätern sicherlich zugute halten, daß sie dieser Konflikt zwischen Familie und Beruf sehr beansprucht.

Ich denke, daß die Übernahme der Elternrolle beim ersten Kind der eigentlich schwierige Schritt ist. Es kann auch beim zweiten Kind problematisch werden, aber das allererste Kind konfrontiert Eltern erstmalig mit der lebenslangen Verantwortung, die sie oft ängstigt und verunsichert. An Eltern wird heute viel delegiert. Sie unterstehen einem massiven gesellschaftlichen Erwartungsdruck: die Kinder präventiv vor allen möglichen Gefahren, angefangen vom Drogenmißbrauch oder anderen Enttäuschungen später zu bewahren, ihnen frühzeitig Selbstsicherheit mitgeben, etc. Insofern existieren sehr idealisierte Anforderungen an Eltern.

Auf jeden Fall sollten wir insgesamt das Augenmerk nicht ausschließlich auf die Frau und auf ihre Beziehung zum Baby richten, sondern es muß in den Gesamtkontext von Partnerschaft, Unterstützung durch andere Personen und gesellschaftliche Bedingungen eingeordnet werden. Das erscheint mir wichtig.“

(Dr. Gabriele Gloger-Tippelt, akademische Oberrätin am Psychologischen Institut der Universität Heidelberg)

Die Beziehung zur eigenen Mutter

Mutter-Tochter-Beziehungen galten schon immer als kompliziert und ambivalent, auch wenn sie noch so innig sind. Diese Erfahrung machen Frauen mit ihrer eigenen Mutter, und sie wird sich bei ihren Töchtern wiederholen. Es ist ein ganz normaler Vorgang, der abläuft, wenn Töchter mit fortschreitendem Alter bemüht sind, sich aus der inneren Abhängigkeit von ihrer Mutter zu lösen. Dieses Bedürfnis ist besonders gegenwärtig, wenn die Tochter selbst Mutter wird. Jede Tochter-Generation ist von dem Wunsch beseelt, es anders, vielleicht besser zu machen als die eigene Mutter. Gleichzeitig kann sich ein neuartiges Verständnis für die eigene Mutter entwickeln, da die Tochter jetzt ähnliche Funktionen ausfült. Die für die persönliche Entwicklung notwendige Ablösung von der Mutter beinhaltet eine neue Form der Annäherung auf ungewohntem Terrain. Es ist ein zweigleisiger Prozeß, der sich in verwirrenden und zwiespältigen Gefühlen gegenüber der eigenen Mutter ausdrückt: der Wechsel von Festhalten und Loslassen, von Identifikation und Unabhängigkeit, von Übereinstimmung und Rivalitäten, von Kind-Sein-Wollen und Erwachsenen-Status. Alle Aspekte fügen sich zu einem Gesamtbild zusammen, das die Widersprüchlichkeit des Mutter-Tochter-Verhältnisses nach der Geburt des Kindes reflektiert. Dabei stellt sich die Frage nach der Ursache dieser Ambivalenz.

Jeder Mensch – Frauen wie Männer – trägt in sich als Erwachsener einen Persönlichkeitsanteil, der als das „Kind-Ich" oder auch als das „innere Kind" bezeichnet wird. Das Kind in uns ist geprägt von unseren positiven wie negativen Erfahrungen. Das innere Kind hat seinen fest verankerten Platz in der erwachsenen Persönlichkeitsstruktur. Durch Schwangerschaft und Geburt wird das innere Kind besonders stark aktualisiert. Unterschwellige Probleme und Konflikte aus der Kinder- und Jugendzeit schieben sich an die Oberfläche. Wir erleben – wie Fachleute es nennen – eine Regression auf die orale Phase. Damit ist gemeint, daß bei der Geburt eines Kindes frühkindliche Emotionen und Bedürfnisse wiederkehren. Aus der extremen Belastungssituation heraus entsteht der Wunsch, selbst geliebt, genährt, versorgt –, also bemuttert zu werden. Da die ersehnte Bemutterung vielfach ausbleibt, können Reaktionen wie Traurigkeit, Enttäuschung, aber auch Eifersucht in Verbindung mit Rivalitätsgefühlen gegenüber dem Kind die Folge sein. Aus dem Bestreben, einerseits „die symbiotische Form der Liebe" zur eigenen Mutter wiederzubeleben, und andererseits, sich von ihr innerlich unabhängig zu machen, resultieren Konflikte. Die Zwei-Poligkeit in der Mutter-Tochter-Beziehung spiegelt sich in dem Wunsch wider, sich der eigenen Mutter nach der Geburt des Kindes auf einer neuen Ebene zu nähern und der gleichzeitigen Angst, ihr zu ähneln. Der gewählte Lebensstil soll sich von dem der Eltern, insbesondere der Mutter unterscheiden, frau möchte nicht in das gleiche Fahrwasser geraten. Auf diese Vorstellungen stoßen wir in jeder Generation. Jede Frau hat sich ihr ganz persönliches Ideal-Bild einer Mutter entworfen, und das entspricht häufig nicht dem Leben der eigenen Mutter. Plötzlich muß aber so manche Frau entdecken, daß sich ihre Lebensumstände nicht besonders von denen der Mutter abheben, sobald sie selbst diese Rolle bekleidet. Solche Ähnlichkeiten können z.B. ihren Ausdruck in der gleichen Anzahl der Kinder finden. Darüber hinaus finden sich Frauen oftmals in einer Art Konkurrenzsituation zu ihren eigenen Müttern wieder. Unterschiedliche Erziehungsvorstellungen, die den unterschiedlichen Generationen eigen sind, prallen aufeinander und können sich an bestimmten Fragen entzünden und Konflikte schüren.

Nach Carol Dix kann der seelische Schmerz, der mit der Ablösung von der eigenen Mutter verbunden ist, zur Entstehung postnataler Probleme beitragen.[22] Daneben zwingt die Geburt eines Kindes zur Auseinandersetzung und Reflexion über die Mutterrolle und über die Beziehung zur eigenen Mutter. Neue Formen der Annäherung müssen gesucht, alte Konflikte beseitigt und gegenwärtige Dissonanzen bewältigt werden. Letzteres gilt gleichermaßen für die Schwiegereltern.

Freundschaften ändern sich

Viele Mütter müssen die Erfahrung machen, daß ihre (kinderlosen) Freundinnen und Freunde ihnen den Rücken zukehren, sobald das Kind da ist. Die Beweggründe sind manchmal schwer auszumachen. Vielleicht fühlen sie sich als Störfaktor oder zurückgesetzt, vielleicht spielt Neid auf das „Mutterglück" eine Rolle oder vielleicht ist die Frau als Mutter schlichtweg nicht mehr „interessant" genug.

Und wie sieht es mit Ihren Gefühlen aus? Vielleicht beneiden Sie Ihre kinderlose Freundin um ihre Freiheit und Flexibilität? Vielleicht sind Sie zutiefst enttäuscht, weil sie nicht versteht, welche gewaltigen Einschränkungen ein Kind nach sich zieht, welche organisatorische Höchstleistung nötig ist, um sich überhaupt an einem bestimmten Ort zu einer bestimmten Zeit treffen zu können? Sie sind traurig, weil Ihre Freundin nicht bereit ist, Zugeständnisse zu machen und Sie nicht auf eine Art unterstützt, so daß Sie mitmachen können? Es kann eine schmerzhafte Erfahrung sein, wenn sich alte Freundschaften auseinanderleben und auflösen. Etwas Gewohntes und Vertrautes geht verloren, die enstandene Lücke kann nicht so schnell gefüllt werden. Gefühle der Isolation und des Ausgeschlossenseins können sich durch den Verlust früherer Bindungen verstärken.

Allgemein gilt: Wenn Sie in Ihrem näheren Umfeld auf wenig emotionale und praktische Hilfe zurückgreifen können – damit ist ein enges Netzwerk aus Familie und/oder Freunden gemeint –, erhöht sich das Risiko für postnatale Schwierigkeiten. Das bedeutet, daß Sie kaum Gelegenheit haben, sich mitzuteilen, auszutauschen, sich psychisch und physisch zu stabilisieren. Oft sind sogar viele hilfreiche Hände da, die sich Ihnen aus Sorge vor falsch verstandener Einmischung allerdings nicht freiwillig entgegenstrecken, oder die Sie selbst geflissentlich übersehen, weil Sie der Meinung sind, alles rund um das Kind alleine bewältigen zu müssen. Einstellungen dieser Art können postnatale Probleme begünstigen.

„Ich war zu Hause todunglücklich. Ich bekam den Haushalt nicht auf die Reihe, Michael schrie wegen der Blähungen viel und wollte stundenlang nur getragen werden. Er schlief auch relativ wenig. Ich kam nicht zum Duschen oder frühmorgens nicht einmal aus meinem Schlafanzug heraus. Hilfe wollte ich auch nicht annehmen, da ich es alleine schaffen wollte. Ich hatte zu diesem Zeitpunkt immer das Bild einer alleinerziehenden Mutter vor Augen, die niemanden hat.“

(Melanie)

Die Ursachen, die zur postnatalen Depression hinführen, bilden ein Geflecht von körperlichen, hormonellen, biochemischen, psychischen, sozialen und gesellschaftlichen Einflüssen. Es läßt sich nicht aufschlagen wie der Gordische Knoten, die Fäden müssen einzeln und behutsam entwirrt werden. Das Wissen um die Vielschichtigkeit der postnatalen Problematik bietet zwar nicht in allen Fällen einen ausreichenden Schutz gegen ein mögliches Tief nach der Geburt, aber es kann zumindest den Problemen die Spitze nehmen. (Allerdings gibt es auch Maßnahmen der Prävention, von denen im nächsten Kapitel die Rede sein soll.) Ihre gewonnenen Kenntnisse sind jedoch in einer Hinsicht von unschätzbarem Wert: Sie können handeln, Ihr Partner kann handeln, Ihre Familie und

Ihre Freunde können initiativ werden. Aus den verschiedenen Ursachen lassen sich verschiedene konkrete Schritte ableiten, die Ihnen helfen werden, Ihre postnatalen Schwierigkeiten zu meistern. Erste Anzeichen einer einsetzenden Depression können mitunter im Keim erstickt und ein tieferes Abgleiten verhindert werden.

Welche Art der Unterstützung Sie beanspruchen werden, hängt von Ihrer persönlichen Problemlage ab. In diesem Zusammenhang muß noch einmal ausdrücklich betont werden, daß die hier vorgestellten ursächlichen Kriterien der postnatalen Depression individuell verschieden sein können. Es liegt eine Vielfalt an möglichen Auslösern und unterschiedlichen Bedingungen vor, in deren Rahmen sich die Depression entwickeln kann. Bei den meisten Frauen kommen mehrere Faktoren zum Tragen, die das Ausmaß der Krise bestimmen und ihr einen persönlichen Anstrich verleihen. Die multifaktorielle Betrachtungsweise und die individuelle Ausprägung der postnatalen Depression müssen in Bezug auf die Vorgehensweise und Behandlung unbedingt berücksichtigt werden. Keine Frau läßt sich in ein bestimmtes Schema pressen.

Ich möchte Ihnen im folgenden unterschiedliche Wege aufzeigen, wie Sie in Ihrer Eigenschaft als Mutter Wege aus der postnatalen Krise finden können.

Teil IV
Wege aus der Krise

Die seelische und körperliche Verfassung, in der Sie sich nach einer Geburt befinden können, trägt einen Namen: postnatale Depression. Diese Einordnung kann den psychischen Druck bereits mildern, da es bedeutet, daß Sie für Ihren aufgewühlten Seelenhaushalt nicht verantwortlich sind. Ihre Gefühle und Gedanken sind erklärbar und haben nichts damit zu tun, daß mit Ihnen als Person etwas nicht stimmt. Die Erklärbarkeit der vielfältigen Ursachen und Symptome, die der postnatalen Depression eigen sind, hilft, den Berg an Schuldgefühlen abzutragen, der sich im Laufe der Zeit angehäuft haben kann.

Ausgestattet mit fundierten Grundkenntnissen können Sie auch Gesprächen mit Fachleuten selbstsicherer entgegensehen, zumal etliche unter ihnen mit der Thematik weit weniger vertraut sind.

Sobald Sie wissen, womit Sie es zu tun haben und sobald Sie sich selbst gegenüber eingestanden haben, unter postnatalen Schwierigkeiten zu leiden, können konkrete Maßnahmen eingeleitet werden. Manchmal fällt es schwer, sich mit einer Krise auseinanderzusetzen, oft aus Angst vor einer Verschlimmerung. Doch das offene Eingeständnis, sich schrecklich und todunglücklich zu fühlen, ist immer der erste Schritt, um wieder aus dem Schatten herauszutreten. Erst diese Einstellung schafft die Ausgangsbasis, damit Sie, unterstützt von anderen Menschen, zu handeln vermögen.

Und damit kommen wir zum nächsten kritischen Punkt: Ihr erster Impuls wird wahrscheinlich die Suche nach einem möglichst schnellen Ausweg sein. Das ist einerseits eine verständliche Reaktion, andererseits jedoch nicht realisierbar. Sie brauchen vielmehr eine kräftige Portion an Geduld, indem Sie zunächst den Ist-Zustand akzeptieren, so wie er sich Ihnen derzeit präsentiert. Damit ist nicht gemeint, daß Sie die Hände in den Schoß legen und die Dinge auf sich zukommen lassen sollen. Aber sich Zeit zu geben bedeutet, zumindest die Traurigkeit über die Traurigkeit zu mildern, einen seelischen Erfolgsdruck zu vermeiden und eventuelle Rückschläge gelassener hinzunehmen. Der Weg aus der Krise kommt einer anstrengenden Reise gleich, die über Berge und durch Täler führt. Es ist ein ständiges Auf und Ab, bis das Ziel endlich erreicht wird. Für manche Frau gestaltet sich die Fahrt kurz, anderen müssen mit längeren Zwischenstopps rechnen.

Ein Allheilmittel für die postnatale Depression, das für alle Frauen gleichermaßen Gültigkeit besitzt, gibt es leider nicht. Der einzuschlagende Weg richtet sich nach den jeweiligen Ursachen, nach dem Grad der Betroffenheit und nach der Symptomatik, die individuell verschieden ausfällt. Prof. Dr. Pauleikhoff macht darauf aufmerksam, daß jeder Einzelfall eine erneute Überprüfung der Behandlungsmethodik erfordert. Denn was sich bei der einen Frau als gut und richtig erwiesen hat, kann bei einer anderen gerade das Falsche sein.

Aus diesem Grund soll hier eine breit angelegte Palette möglicher Wege vorgestellt werden, die als Anregungen zu verstehen sind. Eine gewisse Tendenz schreibt der Verlauf der postnatalen Depression vor: In leichteren Fällen mag es ausreichend sein, sich auf Selbsthilfe zu beschränken, wie sie im nächsten Abschnitt beschrieben werden soll. Wenn der depressive Zustand jedoch länger anhält, ist es auch hier ratsam, professionelle Unterstützung zu suchen.

Bei mittelschweren bzw. gemäßigten Depressionsformen kann Selbsthilfe zwar möglich sein, genügt aber häufig nicht allein, um die Krise zu meistern. Die Hinzuziehung von Fachleuten wird erforderlich.

Eine eigenständige Behandlung ist bei schweren postnatalen Depressionen oder sogar Psychosen vollkommen ausgeschlossen. Schwermut, Lethargie und Pessimismus wiegen so stark, daß es der betroffenen Frau nicht gelingt, sich mit eigener Kraft aus der Depression zu ziehen. Sie bedarf dringend einer sofortigen Behandlung durch Fachkräfte. In einigen Fällen ist auch ein Klinikaufenthalt angezeigt, um das Leben von Mutter und Kind zu schützen. Eine behutsame Anwendung des Selbsthilfeprogramms durch andere nahestehende Menschen kann – nach Absprache mit dem behandelnden Arzt – parallel dazu angewendet werden.

Da häufig die Grenzen zwischen leichten, gemäßigten und schweren Depressionen nach einer Geburt fließend sind und sich die einzelnen Abstufungen verwischen, halte ich es persönlich für ratsam, so früh wie möglich einen vertrauensvollen Fachmann bzw. eine Fachfrau einzuschalten, um ein tieferes Abgleiten zu verhindern. Viele Frauen neigen dazu, ihrer Umwelt beweisen zu wollen, daß sie es alleine schaffen.

Hinter dieser ,heroischen' Haltung steckt meist die Angst, als verrückt abgestempelt zu werden oder in die falschen Hände zu geraten. Wie Sie einen guten Therapeuten finden, soll Ihnen in diesem Kapitel erläutert werden. Jede Chance, die Depressions-Phase zu verkürzen, sollte ergriffen werden – im eigenen Interesse und im Interesse des Kindes. Dabei bedürfen Sie der nachhaltigen Unterstützung durch Ihr Umfeld (Partner, Familie, Freunde).

1. Hilf dir selbst ...

„Die Depression wird immer schlimmer. Meine Eltern lasse ich aus dem Spiel. Sie sollen denken, alles sei okay. Ich kann ihnen nicht eingestehen, daß ich nun, nach einer in ihren Augen unüberlegten Schwangerschaft, völlig überfordert bin. Meine Hebamme hilft mir beim Milchstau, bei der Nabelpflege, beim Baby-Durchfall. Beim Thema ,Krise der Mutter' läßt sie mich im Regen stehen, so ziemlich jedenfalls. Doch das Bedürfnis, über meine katastrophale Verfassung offen zu reden können, wird in mir immer größer. Als eine Tante auf ,Kindanschaubesuch' da ist, fasse ich mir ein Herz und gestehe, daß ich gar nicht so glücklich bin. Eine wahnsinnige Erleichterung bricht in mir aus, als sie mir daraufhin erzählt, wie schlecht es ihr ein ganzes Jahr lang nach der Entbindung ihres ersten Sohnes – einer Frühgeburt mit nicht mal 1000 Gramm (vor 30 Jahren!) – erging. Dieses Gespräch und die darauffolgende Fürsorge dieser Tante bringen die Wende für mich: Ich bin nicht allein, nicht nur mir geht es so! Und vor allem: Ich bin weder unfähig als Mutter noch bin ich verrückt! Das alles ist erklärbar, vergeht wieder, es gibt einen Weg raus aus diesem Nebel. Dieses positive Erlebnis ermutigt mich, auch andere Frauen, Freundinnen, Nachbarinnen etc. auf das Thema ,Krise nach der Geburt' anzusprechen. Es ist unglaublich: Dachte ich bis jetzt, allen Müttern – außer mir natürlich – geht es prima und glücklich, so erfahre ich jetzt, daß eigentlich so ziemlich jede Probleme in mehr oder minder starker Weise hat. Daß es mancher sogar noch schlimmer geht als mir, und daß es Hilfen gibt, mit dieser Situation besser zurechtzukommen. Im Buchladen fällt mir ein Buch über ,Postnatale Depression' in die Hände. Ein bis dahin für

mich unbekannter Begriff, doch nun hat ‚das Kind einen Namen'. Ich verschlinge das Buch an drei Abenden. Das alles macht mir Mut, meine Verkrampfung und Angst läßt allmählich nach. Bei den vielen kleinen Schritten ‚ans Licht' ist mein Mann mein größter Helfer. Wenn er nicht gewesen wäre, hätte ich es vermutlich nicht so gut ohne ärztliche Hilfe geschafft. Er ist immer da, verständnisvoll und ruhig. Liebt mich, so komisch ich im Moment bin. Und er gibt mir immer wieder den Stups, der nötig ist, den Teufelskreis zu verlassen: Er ermuntert mich zu Ausflügen, obwohl ich, kaum sind wir aus dem Haus, wieder zurück will, da ich sicher bin, daß eh alles schief gehen, mir alles zuviel werden wird. Er zwingt mich regelrecht dazu, etwas ‚nur für mich' zu tun. Obwohl ich inzwischen weiß, daß dies ganz wichtig für mich wäre, halte ich es noch immer für unerhört egoistisch. Habe Angst, mein Kind könnte einen seelischen Knacks bekommen, wenn ich für zwei Stunden verschwinde und es vom Papa versorgt wird. Ich kann nicht loslassen, fühle mich völlig zerrissen, wenn ich dann aus dem Haus bin. Doch immer wieder ‚schubst' mich mein Mann und nach und nach fange ich an, diese Stunden zu genießen.

Überhaupt wird vieles einfach durch die Zeit besser. Allmählich gewöhne ich mich an das ‚neue' Leben, komme zu mehr Schlaf. Ich versuche bewußt, gegen meinen Perfektionsanspruch in Sachen Kind und Haushalt anzugehen. Ich beginne mit Joggen, Schwimmen, Sauna. Nur selten, aber immerhin. Und schließlich ist es meine Tochter, die mich immer mehr schöne Augenblicke entdecken läßt. Komisch, sie war der Auslöser für meine schwere Zeit, doch sie ist auch der größte Grund, warum ich nicht aufgeben will. In der ganzen Zeit habe ich nie das Gefühl, daß ich sie nicht annehmen, lieben kann. Mein Problem ist, daß ich seit der Geburt mich so schwer annehmen und lieben kann.

Letztendlich kann ich nicht genau sagen, was mich schließlich aus der Krise rausgeholt hat. Es ist wie ein Puzzle, die Zeit fügt eines zum anderen. Viele Schritte nach vorne und auch immer wieder welche zurück, wo ich dann das Gefühl habe, es wird nie besser werden.

Nach drei Monaten ist das allerschlimmste vorbei. Nach einem halben Jahr gibt es recht viele schöne Tage, wenn auch immer noch deftige ‚Rückschläge'. Erst nach einem Jahr fühle ich mich wieder wie früher.“

(Angelika)

Aus diesen geschilderten Erfahrungen, die einen möglichen Weg aus dem nachgeburtlichen Tief skizzieren, lassen sich einige Punkte ableiten, die Sie als Richtlinien beherzigen sollten:

Das entlastende Gespräch

Wie es der obenstehende Bericht anschaulich verdeutlicht, war das Gespräch mit einem verständnisvollen Menschen der Anstoß zur Selbsthilfe. Das kann eine Verwandte, eine Freundin, gute Nachbarin, auch der Partner sein. In Betracht kommt aber auch ein vertrauensvoller Arzt oder Therapeut.

Vielen Frauen fällt es verständlicherweise sehr schwer, ihre negativen Empfindungen und widerstreitenden Gedanken freizulegen. Die weit verbreitete Idealisierung der Mutterrolle bildet eine kaum zu durchbrechende gesellschaftliche Barriere. Wie eine Wand schiebt sich der Mythos vor Frauen, die ihre Mutterschaft als weniger glücklich erleben. Das führt dazu, daß Mütter leider erst sehr verspätet, wenn der seelische Druck kaum noch auszuhalten ist, sich nach außen wenden. Daneben grassiert die Angst vor Negativ-Reaktionen, die vielleicht den letzten mühsam bewahrten Rest an Selbstwert rauben. Diese Sorgen und Bedenken sind vor dem Hintergrund einer bestehenden Depression begreiflich. Dennoch gibt es keine Alternative: Sie müssen die Flucht nach vorne antreten, damit sich die Spirale aus Isolation, Erschöpfung und Depression nicht enger zieht. Vielleicht werden Sie so positiv überrascht sein wie die junge Frau, die sich in ihrer Seelennot ihrer Tante anvertraute. Die Erkenntnis, daß andere Frauen ähnlich gelagerte Problem haben, daß Sie kein außerirdisches Wesen verkörpern, das aus Versehen in die Märchenlandschaft glücklicher Feen-Mütter mit Zauberstab geplumpst ist, daß Sie also mitnichten einen traurigen Einzelfall darstellen, birgt ein unglaubliches Potential an Erleichterung und Beruhigung in sich. Der geschwundene Lebensmut taucht plötzlich, wenn auch noch zaghaft, aus der Versenkung wieder auf und kann Prozesse mit einer unvorstellbaren Eigendynamik in Gang setzen, die zum Handeln befähigen. Die Chance zum offenen Gespräch, in dem auch negative Gefühle ihren Platz haben, sollte so früh wie möglich ergriffen werden, um den angestauten Emotionen ein Ventil zu geben. Wenn Sie nicht in der glücklichen Lage sein sollten, auf eine verständnisvolle Zuhörerin oder Zuhörer zu stoßen, empfiehlt es sich, Kontakte zu Selbsthilfegruppen aufzunehmen. Einige Frauen mußten tatsächlich die bittere Erfahrung machen, daß ihre angestrebten Versuche sich mitzuteilen kläglich scheiterten. Statt Verständnis trafen sie auf direkt oder indirekt ausgesprochene Vorwürfe und

Schuldzuweisungen. Andere Mütter reagieren auf die depressive Verstimmung einer Frau hin und wieder mit Ablehnung, Feindseligkeit oder Rückzug. Vielleicht bestehen (unbegründete) Ängste, in das gleiche trübe Fahrwasser zu gleiten.

Als Gegenreaktion steuert sich eine Frau mit postnatalen Schwierigkeiten möglicherweise immer weiter ins gesellschaftliche Abseits und sieht sich bestätigt, eine schlechte und inkompetente Mutter zu sein. Wenn Sie solche negativ gefärbten Erfahrungen machen sollten, lassen Sie sich trotzdem nicht von der offensichtlichen Intoleranz anderer Mitmenschen entmutigen. So manche Frau, die Sie erst in Ihrem Elend allein gelassen hat, kann schon Wochen später mit ähnlichen Problemen an Ihre Tür klopfen. Außerdem stellen Krisensituationen immer auf die Probe, wie belastbar und gefestigt Beziehungen und Freundschaften sind. Entweder haben sie Bestand oder sie lösen sich auf – manch harte, aber auch gute Erfahrung.

Ärztliche Beratung

Insgesamt bedürfen alle körperlichen Beschwerden, die während des Wochenbetts auftreten, einer gründlichen ärztlichen Untersuchung. Teilweise liegen die Ursachen physischer Probleme in den durch die Geburt ausgelösten Veränderungen (Hormone, Schilddrüse, Mineralstoffmangel), zum Teil kann es sich aber auch um Folgereaktionen der Depression handeln, die also dann psychosomatischer Natur sind und nach Überwindung der depressiven Verstimmung abklingen. In einigen wenigen Fällen sind auch schon körperliche Beschwerden diagnostiziert worden, die nicht im direkten Zusammenhang mit der Geburt stehen.

Grundsätzlich sollten Sie auf jeden Fall, unabhängig davon, ob Sie sich physisch oder psychisch nicht gut fühlen, den Körper gründlich untersuchen lassen. Warten Sie dazu nicht erst die nächste routinemäßige Nachuntersuchung ab, sondern wenden Sie sich gleich an Ihren behandelnden Arzt.

Sich etwas gönnen

Der Körper braucht Zeit, um sich nach Schwangerschaft und Geburt zu erholen. Vermeiden Sie deshalb auf jeden Fall Radikal-Diäten, nur um möglichst schnell die alte Figur wiederherzustellen. Der Blick in den Spiegel oder der Griff in den Kleiderschrank sind sicherlich manchmal entmutigend und tragen dazu bei, die negative Stimmung noch weiter abrutschen zu lassen. Ihr Körper hat sich verändert und vielleicht wird er nie wieder den Vorschwangerschaftsstatus zurückerlangen, was als Verlust empfunden werden kann. Versuchen Sie trotzdem, ein positives Körpergefühl zu entwickeln. Dazu gehört, sich hin und wieder mal etwas Schönes zu gönnen, z.B. ein neues Kleidungsstück. Warten Sie nicht erst ab, bis Sie einige überschüssige Kilo verloren haben (weil sich ja eine Neuanschaffung sonst nicht „lohnt"). Erstens kann es eine längere Durststrecke werden, die Ihr Selbstwertgefühl mit Sicherheit nicht steigern wird, und zweitens benötigt Ihr Körper gerade jetzt eine ausgewogene Ernährung und keine Diät. Eine frische und vollwertige Kost wirkt der Erschöpfung entgegen, die für viele Frauen nach einer Entbindung ein Grundproblem darstellt. Dabei sind viele kleine Mahlzeiten über den Tag verteilt wichtig, um den Blutzuckerhaushalt konstant zu halten. Schwankungen im Zuckerspiegel des Blutes können am Vorhandensein von Reizbarkeit mitwirken. Auch Koffein verstärkt sowohl die gereizte Stimmung als auch Ängste und sollte von daher vermieden werden. Zu empfehlen sind kaliumreiche Nahrungsmittel wie Bananen, Tomaten und Orangen. Auch andere einfache Mittel, wie zusätzliche Vitamine (vor allem das Vitamin B6) und Mineralstoffe, unterstützen den Abbau von Erschöpfungszuständen.

Neben einer guten und ausreichenden Ernährung stellt die körperliche Bewegung einen stabilisierenden Faktor dar. Es ist sicherlich äußerst schwer vor dem Hintergrund einer bestehenden Depression, die lethargisch macht, sich zu körperlichen Aktivitäten aufzuraffen. Aber wenn Sie sich dazu überwinden, werden Sie feststellen, daß es Ihnen gut tut. Denn viel Bewegung hilft nicht nur einem erschöpften Organismus wieder auf die Beine, sondern dient gleichzeitig dazu, den Zustand der inneren Erstarrung, den eine Depression häufig widerspiegelt, zu lockern. Durch körperliche Aktivitäten kommt die Energie wieder in Fluß, die Stimmung hebt sich. Sport wirkt sich positiv auf den Hormonhaushalt aus, die Neurotransmitter werden mobilisiert und das biochemische Gleichgewicht wird somit schneller wieder ausbalanciert. Außerdem geht man davon aus, daß durch Körpertraining Endorphine freigesetzt werden, die als natürliche Stimmungsaufheller gelten.

Gehen Sie spazieren, schwimmen, in die Sauna, fahren Sie mit dem Rad, machen Sie Gymnastik. Entspannungsübungen (z.B. Yoga) lassen sich jederzeit unproblematisch einbauen. Auch Massage ist ein wirksames Mittel gegen Streß und Anspannung. Lassen Sie sich durch Ihren Partner verwöhnen, es sind Streicheleinheiten für die Seele.

Die sportliche Betätigung hat zudem einen weiteren Vorteil: Sie kommen dadurch aus dem Haus und haben zumindest zeitweilig die Gelegenheit abzuschalten.

Ausreichend schlafen

Eine Faustregel sollten Sie auf jeden Fall beherzigen: Schlafen Sie dann, wenn Ihr Kind schläft. Jedes Baby muß irgendwann einmal schlafen. Diese Zeit sollten Sie nutzen, um sich auszuruhen und wieder Kräfte zu sammeln. Auch wenn Sie nicht einschlafen können, wird Ihnen die wohlverdiente Ruhepause als Entspannung dienen. Lassen Sie Haushalt Haushalt sein und versuchen Sie möglichst nicht, in dieser Zeit alles Liegengebliebene zu erledigen, auch wenn es Ihrem Sinn nach Perfektionismus widerstrebt. Wenn Sie zur Ruhe kommen, tun Sie Ihrem Kind auch etwas Gutes. Musik hören, etwas Schönes lesen, Kräutertee trinken sind schlichte Mittel, die helfen, die innere Unruhe abzubauen. Wenn Ihr Kind viel weint, schreit und wenig schläft, benötigen Sie dringend Unterstützung von anderen nahestehenden Personen, die Ihr Kind phasenweise übernehmen, damit Sie mal wieder richtig ausschlafen können. Eine Serie von aufeinanderfolgenden schlaflosen Nächten kann den totalen Zusammenbruch herbeiführen. Schlafmangel stellt einen der wichtigsten Faktoren dar, der die Depression letztendlich zum Durchbruch bringen kann.

Wenn Sie Einschlafprobleme haben, entweder gegen Abend oder in der Nacht nach dem Stillen, sollten zunächst physische Ursachen abgeklärt werden. Häufig ist Koffein für derartige Probleme verantwortlich. Auch das Gläschen Wein am Abend kann sich zu einem Bumerang entwickeln: Der Alkohol entspannt und beruhigt zunächst, doch schon einige Stunden später wirkt er sehr stimulierend und anregend. Auch scharfes oder stark gewürztes Essen und die beliebten Knabbereien verhindern ein rasches Einschlafen. Wenn Sie abends oder nachts im Bett liegen und nicht schlafen können, empfiehlt es sich, den Raum zu wechseln und etwas Entspannendes zu machen. Erst wenn Sie schläfrig werden, gehen Sie wieder zurück ins Bett. Das Ziel besteht darin, das Bett in Ihrer Vorstellung mit schnellem Einschlafen zu assoziieren. Daneben ist es ausgesprochen hilfreich, zu regelmäßigen Zeiten abends ins Bett zu gehen und morgens wieder aufzustehen, damit sich der Körper an ein bestimmtes Muster gewöhnt.

Wenn Sie morgens Schwierigkeiten haben, das Bett zu verlassen, kann Ihnen ein festgesetzter Zeitplan ebenfalls helfen. Sollte es Ihnen überhaupt nicht gelingen, morgens aus dem Bett zu kommen, werden Sie voraussichtlich alleine damit nicht fertig und bedürfen einer professionellen Unterstützung. Das Gleiche gilt für Einschlafprobleme: Wenn sich keine Besserung einstellt, brauchen Sie fachlichen Beistand.

Stillen ist Einstellungssache

Auch das Stillen schafft von der Natur der Sache her Schlafprobleme. Manche Frauen treibt es an den Rand der Erschöpfung, wenn sie wiederholt in der Nacht aufstehen müssen, um ihr Baby zu stillen. Aus diesem Grund können Sie als Alternative in Erwägung ziehen, die Milch abzupumpen, kühlzustellen und das Baby in der Nacht mit der Flasche durch den Vater versorgen zu lassen. (Gute Hinweise zum Umgang mit Schlafproblemen bei Kleinkindern enthält das Stillbuch von Hannah Lothrop.)

Insgesamt gilt es, zum Stillen eine realistische Grundhaltung zu gewinnen. Aus der Tatsache, daß Muttermilch das Beste für den Säugling darstellt, und daß das Stillen die Mutter-Kind-Beziehung intensiviert, muß nicht zwangsläufig das Postulat auf ausschließliches Stillen folgen. Ein bestimmter Still-Modus läßt sich nicht ohne Weiteres auf jede Frau übertragen. Wenn Sie sich durch häufiges Stillen seelisch und körperlich beeinträchtigt fühlen, ist es ratsam, dem Stillen gewisse Grenzen zu setzen, indem z.B. ein Still-Rhythmus von maximal drei Stunden veranschlagt wird. Das Stillen je nach Bedarf des Kindes kann auch dazu führen, einen bestimmten Gewöhnungseffekt einzuleiten: Der Säugling gewöhnt sich daran, wenig zu trinken und möchte ständig an die Brust, weil er schnell wieder hungrig wird. Sie müssen sich sagen, daß Ihr Kind eine Mama will und keine Märtyrerin. Wenn Sie sich vor Übermüdung kaum noch auf den Beinen halten können, hat Ihr Kind auch nichts davon. Das Beste für das Kind ist immer das, was Eltern aus Liebe und Überzeugung geben bzw. machen – unabhängig davon, ob die Milch aus der Flasche oder aus der Brust kommt. Falls Sie sich zum Abstillen entschließen, ist es ausgesprochen wichtig, daß dies sehr langsam geschieht. Unterstützung und Rat erhalten alle Frauen bei den Stillgruppen und erfahrenen Stillberaterinnen, die es inzwischen fast schon überall gibt.

Nicht zu viel erwarten

Die vernünftige Einstellung, wie sie für das Stillen nahegelegt worden ist, läßt sich auf weitere Bereiche ausdehnen.

Verabschieden Sie sich zunächst von Ihrem Perfektionismus, der für die meisten Frauen zum Stolperstein im Alltag wird. Wie Ihnen z. B. dieser Abschied gelingen kann, sollen folgende einsichtsvollen Worte einer jungen Frau und Mutter vermitteln:

„Ich habe durch die Erfahrung der postnatalen Depression gelernt, mich von dem Druck zu lösen, eine stets perfekte Mutter sein zu müssen – immer zu wissen, was am besten ist für meine Kinder. Dadurch habe ich auch meine Tochter von einem Druck befreit: Stets ein perfektes Kind zu sein. Man kann im Großen und Ganzen sagen, daß ich mir durch die postnatale Depression das Zusammenleben mit meiner Tochter sehr vereinfacht habe: Ich gehe sehr viel unverkrampfter mit ihr um, ‚beglucke' sie nicht so sehr und denke an mich selbst auch als Frau, nicht nur als Mutter. Ich nehme mich selbst wieder wahr." (Ina)

Um nicht am eigenen Perfektionismus zu ersticken, muß frau lernen, Aufgaben und Verantwortung zu delegieren und andere mehr in die Pflicht zu nehmen. Leider läßt sich das Superfrau-Syndrom nicht so leicht abschütteln. Dennoch sind Abstriche und Kompromisse unabdingbar, sonst werden Sie an Ihren zu hoch geschraubten Maßstäben scheitern. Ihr Kind wird es wenig stören, wenn das Bad nicht geputzt oder das Wohnzimmer nicht aufgeräumt ist. Vorhaben, die gar über die Babypflege und Haushaltsführung hinausgehen, sollten zumindest im ersten Jahr post partum zurückgestellt werden.

Wenn Sie ein Baby haben, fällt es oft schwer zu akzeptieren, daß sich viele Dinge im Leben nicht mehr in Ihrem Sinne kontrollieren lassen: Das Baby läßt sich nicht ohne Weiteres beruhigen, Sie können nicht immer schlafen, wann Sie möchten, Ihr Mann ist vielleicht nicht der perfekte Vater, den Sie sich erträumten, Wäsche und Geschirr stapeln sich, überall stehen Baby-Utensilien herum,

Sie laufen nur noch in fleckigen T-Shirts herum, die Pflanzen vertrocknen etc. In Ihren Augen scheint das Chaos perfekt. Während sich das vorherige Leben bis zu einem gewissen Grad in geregelten Bahnen bewegte, dessen Rhythmus noch einigermaßen steuerbar war, muß jetzt mit Kind oder Kindern zwangsläufig der Eindruck entstehen, als sei ein Großteil Ihres Lebens außer jeglicher Kontrolle geraten. Und wissen Sie was? Es ist so!

Die Zeit ist reif, die eigenen Erwartungen an die ‚chaotische' Situation anzupassen. Es gibt Dinge im Leben, die sich eben nicht vollständig lenken lassen und schon garnicht, wie man/frau es gerne hätte.

Dazu gehören alle Aspekte, die mit einem Kind im Zusammenhang stehen. Werfen sie Ihre hohen Ansprüche über Bord, geißeln Sie sich nicht mit selbstauferlegter Disziplin, üben Sie mehr Gelassenheit. Das geht sicherlich nicht von heute auf morgen. Anerzogene und eingeschliffene Verhaltensweisen sind wie treue Fans, die sich ungern abwimmeln lassen. Aber Sie können es sich zumindest vornehmen und in kleinen Etappen darauf hinarbeiten.

Alles in allem ist es wichtig, sich zu verdeutlichen, daß die Ausübung der Mutterrolle nicht so einfach ist wie vielfach erwartet, und daß sie nicht immer unbedingt gerne ausgefüllt wird. Manche Frauen haben am Ende eines langen Tages, der angereichert ist mit sich wiederholenden Tätigkeiten, das Gefühl, eigentlich überhaupt nichts Produktives geleistet zu haben. Dieser Grundstimmung ist schnell abzuhelfen: Machen Sie sich einmal eine Liste, in der Sie sämtliche Aufgaben rund um die Baby-Pflege schriftlich festhalten, auch wenn sie sich im Prinzip ähneln. Sie werden erstaunt sein, was Sie alles geschafft haben. Dabei sollten Sie sich darüber im Klaren sein, wie wichtig und bedeutend jede einzelne Handlung alleine für sich genommen für die Entwicklung Ihres Kindes ist. Wir neigen schnell dazu, unsere eigene Leistung unterzubewerten, wenn nicht möglichst bald sichtbare Ergebnisse vorliegen, die den mühevollen Einsatz bezeugen.

Auch hinsichtlich der Beziehung zu Ihrem Kind sollten Sie eine rationale Einstellung gewinnen, um nicht von idealisierten Vorstellungen enttäuscht zu werden. Die biologische Fähigkeit zur Mutterschaft löst nicht durch irgendeinen unsichtbaren Automatismus überquellende Mutterliebe mit der Niederkunft aus. Der Hauch von Mystik, der sich um das sogenannte „Bonding", den psychologischen Prozeß der Mutter-Kind-Bindung, gelegt hat, scheint den Druck zu verstärken, das Kind in aller Intensität lieben zu müssen und keinen Schritt von ihm weichen zu dürfen. Das „Bonding" oder die sich entwickelnde Liebesbeziehung zwischen Mutter und Kind war und ist Gegenstand vieler Untersuchungen, die unbestritten revolutionäre und positive Erkenntnisse zu Tage gefördert haben (z.B. im Hinblick auf die früher im Krankenhaus übliche Trennung von Mutter und Kind). Doch die rigorose Verabsolutierung des Bonding-Prozesses kann gleichermaßen zu Verunsicherung, Ängsten und Schuldgefühlen beitragen.

Wie in allen anderen Beziehungen – ob biologischer oder nichtbiologischer Natur – sind widerstreitende Emotionen wie Liebe und Zuneigung, Ablehnung und Wut in dem Mutter-Kind-Verhältnis normale, sich abwechselnde Bestandteile. Frauen, die von der postnatalen Depression betroffen sind, leiden häufig unter der zusätzlichen Sorge, welche Konsequenzen ihre postnatalen Schwierigkeiten auf die Entwicklung ihres Kindes haben mögen. Sie müssen sich sagen, daß sich die Bindung zu Ihrem Baby im Laufe der Zeit entfaltet und gleichzeitig von vielen äußeren Faktoren beeinflußt wird. Ihre depressive Stimmung ist nur einer von diesen Faktoren, Ihre Gefühle stellen nicht den einzigen Einfluß dar. Das Temperament Ihres Babys, die Einbeziehung anderer Erwachsener in das Leben Ihres Babys, die Interaktion zwischen Ihnen und dem Babys an Ihren guten Tagen, all das beeinflußt den Bonding-Prozess. Sobald Sie sich besser fühlen, wird es die Zeit bringen, eine intensive und glückliche Beziehung zu Ihrem Kind aufzubauen.

Vom Umgang mit Gefühlen

Die vielschichtigen Empfindungen, die sich nach der Geburt eines Kindes manifestieren – unabhängig davon, ob es das erste oder das fünfte Kind ist – sind erklärbare Antworten auf die Mutterschaft. Sie sind biologischen, psychischen und gesellschaftlichen Ursprungs.

Als oberste Regel sollte für Sie gelten, Ihre unterschiedlichen Empfindungen wie Traurigkeit, Ängste, Ärger, Wut, Minderwertigkeits- und Schuldgefühle auszudrücken. Eine bewußte Unterdrückung dieser Emotionen kostet sehr viel Zeit und Energie. Statt sie ständig wegzuschieben, ist es sinnvoller und kräftesparender, sie zuzulassen und in Kanäle umzuleiten, die Erleichterung versprechen. Verschiedene Ausdrucksformen sind denkbar, die je nach persönlicher Zuneigung zur Auswahl stehen: Reden Sie mit Ihrem Partner, einem Familienmitglied oder einer verständnisvollen Freundin; schreiben Sie Ihre Gefühle in ein Tagebuch oder Heft; sprechen Sie Ihre Empfindungen und Gedanken auf ein Tonband; malen oder zeichnen Sie Ihr Erlebnis; treffen Sie andere Mütter oder auch Eltern. Zu dieser Strategie gehört es auch, jene Personen zu meiden, die Ihrer Situation keinerlei Verständnis entgegenbringen.

Gefühle der Unzulänglichkeit, des mangelnden Selbstvertrauens überkommen viele Frauen, wenn sie mit ihrem Baby nach Hause kommen. Es ist ein Mythos, wie aus dem Nichts heraus genau zu wissen, was Ihr Baby braucht, wünscht oder verlangt. Am meisten werden Sie von Ihrem Kind selbst lernen. Es wird Ihnen Zeichen geben, die Sie im Laufe der Zeit zu deuten lernen. Gestatten Sie sich, einen eigenen Stil im Umgang mit dem Baby zu entwickeln, der zu Ihnen paßt. Eine gute Mutter- bzw. Elternschaft ist ein Prozeß und keine exakte Wissenschaft. Es gibt nicht nur den einen richtigen Weg. Was für das eine Kind funktioniert oder in einer Familie wirksam ist, kann man nicht zwangsläufig anderen Verhältnissen überstülpen.

Gefühle der Traurigkeit und Hoffnungslosigkeit sind nichts Ungewöhnliches, wenn Sie ein Baby haben. Wichtig ist es, sich einzugestehen, warum Sie traurig sind: Verlust der Freiheit, der Unabhängigkeit, der Kindheit, der Kontakte, geliebter Gewohnheiten, des Berufs und vieles mehr. All das trägt zu Ihrer Traurigkeit bei, wobei die hormonelle Umwälzung auch eine Rolle spielt. Die Verluste sind real und deshalb dürfen Sie darüber auch weinen. Andere Verlusterfahrungen, wie z.B. Tod, Krankheit, Trennung von einem lieben Menschen, erschweren die postnatale Verfassung besonders. Vielleicht wird man Ihnen raten, all das zu vergessen, es gäbe doch jetzt Wichtigeres, Sie sollten sich nur auf das Kind konzentrieren. Das wird Ihnen aber wohl kaum weiterhelfen. Sie haben einen wirklichen tiefen Verlust erfahren und dieser bedarf der Aufarbeitung. Erlauben Sie sich, traurig zu sein, Kummer zu haben und zu weinen, wie zu jedem anderen Zeitpunkt in Ihrem Leben auch. Nur weil Sie jetzt ein Kind haben, bedeutet es nicht, daß ihre Gefühle anders oder weniger mächtig sind. Es bedeutet nur, daß Sie weniger Zeit haben, Ihre emotionalen Bedürfnisse auszuleben. Doch diese Zeit müssen Sie sich unbedingt nehmen, sonst verkapselt sich die Trauer in Ihrem Herzen und gärt beständig unterschwellig weiter. Für alle Mütter gilt, daß Sie Ihrem Kind zuliebe nicht krampfhaft die Fassade einer glücklichen Mutter aufrechterhalten müssen, wenn Ihnen nicht danach zumute ist. Mit seiner Sensibilität spürt es Ihre nach innen geweinten Tränen sowieso auf. Und je eher Sie Ihre Gefühle und Gedanken herauslassen, desto schneller wird sich Ihre seelische Verfassung stabilisieren, so daß Sie Ihrem Kind wieder zurücklächeln können.

Auch **Ängste** und Sorgen plagen viele Mütter und Eltern. Die Geburt eines Kindes schafft ein neues Bewußtsein um die fragile Natur menschlichen Lebens. Sie stellen plötzlich fest, wie klein, zerbrechlich und verletzbar Ihr Baby erscheint. Sie möchten es vor der Welt da draußen mit seinen potentiellen Gefahren beschützen. Die Last der Verantwortung liegt auf einmal sehr schwer auf Ihrer Seele. Da ist es nicht verwunderlich, daß tiefgreifende Sorgen und Ängste an die Oberfläche treten. Doch sollten Sie sich darüber im klaren sein, daß Sie Ihr Kind nicht vor jeglicher Gefahr abschirmen können. Was Sie zu tun vermögen, liegt in den alltäglichen empfohlenen Sicherheitsvorkehrungen, um Ihr Kind zu schützen: den Autositz benutzen, die notwendigen Impfungen machen, für gute Ernährung sorgen, nicht in der Wohnung rauchen u.a. Für ihren eigenen Seelenfrieden empfehle ich Ihnen, zumindest in der ersten Zeit weitestgehend auf Zeitung und Fernsehen zu verzichten.

Wut und Ärger sind Gefühlsregungen, die Sie wahrscheinlich am wenigsten nach der Geburt Ihres Kindes erwartet haben. Vieles hängt mit falschen und überzogenen Hoffnungen und Erwartungen zusammen, die sehr schnell den Eindruck erwecken, um das Mutterglück betrogen worden zu sein. Dabei gibt es durchaus berechtigte Gründe, auch mal zornig und unwillig zu sein: Sie haben nicht erwartet, sich so schlecht und außerhalb jeglicher Kontrolle zu fühlen. Sie haben nicht erwartet, daß Ihr Kind viel schreit, weint, krank wird, Koliken bekommt. Sie haben nicht mit diesem schlimmen Geburtserlebnis gerechnet. Sie haben sich noch nie von allen so vernachlässigt gefühlt, wie nach der Geburt Ihres Kindes. Diese unerwartete Gefühlswelt überrascht, verängstigt, macht gereizt. Seien Sie sich eines gewiß: Es ist alles in Ordnung mit Ihnen. Doch auch in diesem Zusammenhang heißt es, die eigenen

Erwartungen an die Realität allmählich anzupassen. Damit Ihre Wut nicht auf das Kind projiziert wird, das ebensowenig für Ihren Zustand verantwortlich ist, müssen Sie den Propfen vom Ventil lösen, in dem Sie Ihrem Zorn nach außen hin Luft machen. Eine Möglichkeit besteht darin, sich gewissermaßen physisch Abhilfe zu verschaffen: Körperliche Betätigungen wie Laufen, Radfahren, Schwimmen, Gymnastik bauen Aggressionen ab. Wenn Sie sich momentan dazu nicht in der Lage fühlen, oder wenn niemand da ist, der sich in Ihrer Abwesenheit um das Kind kümmert, helfen auch kurzfristige Methoden: auf ein Kissen einschlagen, auf den Boden stampfen, Papier zerreißen, die Fäuste ballen, mehrmals hintereinander tief Luft holen, Gesichter im Spiegel schneiden oder nach draußen gehen und die Wut herausschreien. Letzteres wollen Sie nicht, weil ja alle denken könnten, Sie sind jetzt wirklich verrückt? Dann gehen sie unter die Dusche und schreien Sie dort. Das wird die Laute dämpfen, nicht aber Ihre Wut.

Daneben ist das freie und offene Reden ein sehr wichtiges Mittel, um Aggressionen ihre Explosivität zu nehmen und sie zu zerstreuen.

Die **Schuld** ist ein ständiges wiederkehrendes Thema bei postnatalen Problemen. Sie macht sich in allen erdenklichen Situationen bemerkbar. Vielleicht ist es sogar unmöglich, die Mutterrolle ganz ohne jegliche Schuldgefühle zu leben. Aber wie tief sie sich in die Seele vergraben können, hängt auch davon ab, was Sie sich selber einflüstern. Statt ständig darüber nachzusinnen, was unerreichbar und unerledigt geblieben ist, sollten Sie sich lieber auf das konzentrieren, was Sie bereits geschafft haben. Manchmal hilft es, sich laut zu sagen, welche Aufgaben schon erfüllt worden sind, auch wenn es in Ihren Augen nur ‚Kleinigkeiten' sind. Hochgesteckte ehrgeizige Ziele sollten zunächst vermieden werden, um die Kluft zwischen Anspruch und Wirklichkeit nicht zu vergrößern.

Kleine Fluchten

Um Streß und Spannung abzubauen, brauchen Sie Zeit für sich, um wieder Atem holen zu können. In der Welt der Lohnarbeit sind Pausen gesetzlich verankert. Von diesem Recht müssen auch Sie Gebrauch machen. Sie bedürfen mindestens einmal am Tag Phasen der Muße, in denen Sie sich zurückziehen und sich angenehmen Dingen widmen können. Desgleichen benötigen Sie mindestens einmal die Woche einen größer gesteckten Freiraum, den Sie ohne Ihr Kind verbringen. Machen Sie einen Einkaufsbummel, gehen Sie ins Kino, verabreden Sie sich mit einer Freundin. Es ist wichtig, einige Bestandteile des früheren Lebens zu bewahren bzw. wieder aufzunehmen, auch wenn das nur noch reduziert möglich ist. Die Anknüpfung an ehemalige Zerstreuungen und Hobbys hilft zudem, das verstaubte „Ich" zu reaktivieren und das zusammengefaltete Selbstwertgefühl zu glätten. Es schadet auch nichts, sich mal für ein paar Tage vom Schauplatz des Geschehens zu zurückzuziehen und einen wohlverdienten Mutterschaftsurlaub einzuschieben. Um Pläne in dieser Richtung in die Tat umzusetzen, müssen einige Spielregeln beachtet werden. Zunächst gilt es, die wahrscheinlich größte Hürde zu überwinden: Das sind Sie selbst! Vielen Frauen fällt es unheimlich schwer loszulassen. Die Vorstellung, das Kind einem anderen Menschen zu überlassen, auch wenn es sich um eine vertraute Person handelt, löst zunächst Beklemmung aus. Aber auch das ist ein Schritt, der erlernt werden kann. Wenn Sie die Erfahrung machen, daß es Ihrem Baby woanders nicht schlechter ergeht, werden Sie beim nächsten Mal schon beruhigter das Haus verlassen. Dazu ist es sicherlich erforderlich, daß Sie sich eine Betreuungsmöglichkeit suchen, die Sie in jeder Hinsicht zufriedenstellt. Manche Frauen trauen auch ihrem Mann zuwenig zu. Wenn Sie der Meinung sind, sich als ständige Beobachterin im Hintergrund aufhalten zu müssen, um notfalls einzuspringen, laufen Sie Gefahr, daß sich Ihr Mann eines Tages ganz aus der Verantwortung zurückzieht. Ihr Mann wird sich dem Baby auf einer anderen Ebene nähern, die nicht als ‚falsch' gedeutet werden darf. Im Gegenteil – Kinder profitieren von den unterschiedlichen Umgangsformen durch Mutter und Vater.

Andere Frauen halten es für extrem egoistisch, wenn sie sich Freiräume gestatten, nur um sich selbst etwas Gutes zu tun. Das paßt nicht in das eingeimpfte Bild der allseits präsenten Mutter. Sie sollten sich bewußt machen, daß man auch mit sich selbst fürsorglich umgehen kann und muß. Eine gesunde Portion an Egoismus benötigen Sie dringend, um mit den vielfältigen Anforderungen klar zu kommen.

Wenn Sie ein weniger „pflegeleichtes" Kind haben oder alleinerziehend sind, brauchen Sie im besonderen Maße ein unterstützendes Umfeld, damit Sie wieder zu sich selbst finden.

Wir wissen, daß Isolation zu Depressionen führen kann, und daß frau sich auch in der Zweisamkeit mit einem Kind einsam fühlen kann. Gefühle, Ängste und Sorgen werden in den eigenen vier Wänden mit eingesperrt, wenn Sie nicht von Zeit zu Zeit den Ausbruch wagen. Die Gefahr des Rückzugs ist bei Müttern mit Kleinkindern besonders ausgeprägt. Sämtliche Energien konzentrieren sich auf das Kind, frühere Kontakte haben sich im Sande verlaufen, neue lassen sich nicht so schnell aufbauen, der Mann geht arbeiten, vielleicht noch ein grauer und trister Winter und schon schnappt die Falle zu.

Diese Erfahrung durchleben viele Frauen mehr oder weniger stark in den ersten Monaten nach der Geburt des Kindes. Für einige unter Ihnen gestaltet sich die Situation wirklich vertrackt: auf dem Land, neue Nachbarn, kein Auto, schlechte Busverbindungen. Da ist guter Rat teuer. Aber auch in diesen Fällen gilt es, die Schranke der Isolation zu durchbrechen: Nehmen Sie sich einen Babysitter oder Ihr Mann nimmt sich hin und wieder frei, laden Sie die Eltern oder alte Freunde zu sich nach Hause ein. Auch das Telefon hilft in ganz verweifelten Momenten, wo nichts mehr zu gehen scheint. Bis sich das Leben mit einem Kleinkind eingespielt und normalisiert hat, müssen die Brücken zur Außenwelt mühsam geschlagen werden.

Die Partnerschaft pflegen

Ziel einer gut funktionierenden Partnerschaft muß die zeitweilige Etablierung gemeinsamer „Ausbrüche" sein, damit die Beziehung nicht im Alltagstrott zu ersticken droht. Der Übergang zur Elternschaft markiert eine Umbruchsituation, die alle Dimensionen des Lebens verändert. Die ständige Übermüdung, der neue Lebensrhythmus mit einem Säugling führen dazu, daß sich Liebe, Verständnis, Kommunikation in eine Sackgasse verrennen. Hinzu kommt, daß sich viele Frauen mit der Verantwortung und Pflege des Kindes alleine gelassen fühlen. Sie sind enttäuscht, weil ihr Mann die offensichtliche Belastung nicht nachvollziehen kann. In einigen Fällen sind es sicherlich berufliche Zwänge, die die verstärkte Abwesenheit des Partners bewirken. Doch nicht selten steckt dahinter auch die Auffassung, als „Brotgeber" genug des Beitrags geleistet zu haben. Wenn die Partnerschaft zu bröckeln anfängt, wenn die sichere und haltgebende Rückendeckung ausbleibt, wird das Abgleiten in die Depression für eine Frau begünstigt. Das sollte sich jeder Partner klarmachen. Um der Entfremdung zwischen Mann und Frau entgegenzuwirken, bedarf es gemeinsamer Strategien, die einen Weg aus dem Dilemma versprechen:

Zunächst müssen Sie mit Ihrem Partner ins Gespräch kommen. Die eigenen Vorstellungen, Erwartungen und Hoffnungen im Leben mit Kleinkindern sollten – möglichst ohne gegenseitige Schuldzuweisungen – beidseitig offengelegt werden, um etwaige Mißverständnisse aus dem Weg zu räumen und um das Verständnis füreinander zu fördern. Nehmen Sie sich Zeit für die Pflege Ihrer Partnerschaft. Halten Sie sich einen Abend pro Woche frei, an dem Sie sich einen Babysitter gönnen, um auszugehen. Fahren Sie auch ruhig einmal übers Wochende zusammen weg, ohne Kinder. In sehr schwierig gewordenen Beziehungen kann eine Paar-Beratung in Betracht gezogen werden.

Struktur für den Tag

Um mit den täglichen Anforderungen und um mit der depressiven Grundstimmung besser fertig zu werden, empfiehlt es sich, einen Plan für den jeweils folgenden Tag zu entwerfen. Sich kleine Punkte im Sinne von Zielen zu setzen, hilft, den Blick nach vorne zu richten. Ein Ausgang am Tag sollte mindestens eingeplant werden, und wenn es nur ein kurzer Spaziergang um den Block ist. Wenn Sie Ängste haben, das Haus zu verlassen, rufen Sie am besten jemanden an, der Sie begleitet. Versuchen Sie auch möglichst einmal am Tag, den Kontakt zu einem Erwachsenen herzustellen, bevor Ihr Mann abends nach Hause kommt. Überlegen Sie sich Abend zuvor, welche „Höhepunkte" angesteuert werden können, auch wenn es sich um ganz schlichte Dinge handelt: eine Zeitschrift oder ein Buch lesen, ein entspannendes Bad nehmen etc. Dem Tag eine gewisse Struktur zu verleihen gibt Halt, Sicherheit und das Gefühl von Kontrolle. Dabei sollten Sie darauf achten, den Bogen nicht zu überspannen, sonst ist die Enttäuschung groß, wenn das „Programm" nicht eingehalten werden kann.

Ähnliche Empfehlungen gelten, wenn Sie unter Konzentrationsproblemen leiden sollten, die typisch für die postnatale Phase sind. Manche Frauen haben das Gefühl, in einer dichten Nebelwand zu stecken, die sie orientierungslos und vergeßlich macht. Konzentrationschwierigkeiten haben ihre Ursache in der allgemeinen Müdigkeit, in den Anforderungen der Mutterrolle und in den Hormonschwankungen. Um den Nebel zu verscheuchen, müssen in erster Linie Phasen der Ruhe und Entspannung wie auch eine vollwertige Ernährung sichergestellt sein. Das konzentrierte Lesen wird wahrscheinlich schwerfallen. Einfache Listen, Notizen oder auch ein Kalender dienen als Hilfsmittel, die erleichtern, sich einen Weg durch den Tag zu bahnen.

Keine Zeit für Veränderungen

Wenn es nicht unbedingt sein muß, sollten Sie in den ersten Monaten post partum einschneidende Veränderungen, die Ihr weiteres Leben bestimmen werden, vermeiden: umziehen, renovieren, ein Haus bauen, den Job wechseln, sich scheiden lassen etc. Es ist nicht der Zeitpunkt, schwerwiegende Entscheidungen zu treffen. Körper und Seele brauchen Erholung und müssen sich erst auf die veränderte Situation mit einem Neugeborenen einstellen. Alle zusätzlichen Veränderungen erhöhen die bereits vorhandene Belastung. Auch der Partner sollte sich dieser Tatsache bewußt sein und in seinem Lebensbereich anvisierte umwälzende Pläne für später aufbewahren. Seine Frau benötigt jetzt seine vollständige Unterstützung.

Hilfe annehmen lernen

Hilfe annehmen will gelernt sein. Viele Frauen (aber auch Männer) legen Hilfsgesuche als persönliches Versagen aus. Wenn der offensichtliche Grund für die physische und psychische Erschöpfung fehlt, wird die Bitte um Unterstützung zu einer scheinbar kaum zu überwindenden Hürde. Der Hilfeschrei kommt dann meistens erst kurz vor dem Zusammenbruch. Bis dahin ist schon viel Energie verschleudert worden, die durch sinnvolle Entlastung Außenstehender hätte eingespart werden können. Ganz im Gegenteil – es ist ein Zeichen von Stärke, die eigene Situation zu reflektieren, sich zu ihr zu bekennen und als Schlußfolgerung aus den Überlegungen Hilfe in Anspruch zu nehmen. Wie kann diese Hilfe aussehen?

Sie ist sowohl auf privater als auch auf öffentlicher Seite angesiedelt. Sie sollten zunächst Ihren Mann, Ihre Eltern, Ihre Geschwister, nahestehende Verwandte, gute Freundinnen als „Stützpfeiler" einbeziehen.

Überlegen Sie sich, wer von Zeit zu Zeit das Kind betreuen kann, wer Einkäufe erledigt oder Ihnen das Kochen abnimmt. Ziel sollte es sein, Sie weitestgehend zu entlasten, damit Sie sich alsbald wieder regenerieren können.

Wenn Sie unter Depressionen leiden und diese von ärztlicher Seite attestiert worden sind, besteht per Gesetz die Möglichkeit, eine Haushaltshilfe bzw. eine Familienpflegerin als Hilfestellung zu bekommen. Die Kosten trägt in diesem Fall die Krankenkasse. Die Familienpflegerin kümmert sich um das Baby und versorgt auch den Haushalt. Dabei ist eine abnehmende zeitliche Dauer möglich (z.B. erst sechs Stunden täglich, dann vier, dann zwei Stunden). Familienpflegerinnen werden unter anderem von Sozialstationen, privaten Pflegediensten und dem Diakonischen Werk vermittelt. Auch längere Hebammenbesuche oder Hilfen durch Kinderkrankenschwestern sind möglich, wenn eine ärztliche Verordnung vorliegt.

Über allgemeine Hilfsmöglichkeiten beraten auch von staatlicher Seite die sozialen Dienste der Jugendämter. Allerdings gibt es von Bundesland zu Bundesland unterschiedliche Regelungen, nach denen man sich erkundigen muß. Jugendämter vermitteln zur Entlastung Tagesmutterplätze oder Kindergartenplätze. Wenn Erschöpfung und Depression Sie zu überwältigen drohen, sollten Sie die Unterstützung durch öffentliche Stellen ernsthaft in Erwägung ziehen. Das Gesetz hat diese Alternative geschaffen, und es ist Ihr gutes Recht, davon Gebrauch zu machen.

In manchen Fällen sind die äußeren Rahmenbedingungen so kompliziert, daß Hilfe auf privater Ebene nicht realisierbar wird. Der soziale Abstieg droht, wenn der Partner seinen Job aufgeben muß, um seine Familie zu unterstützen, weil es andere aus verschiedenen Gründen nicht leisten können. In diesen Notfällen sorgen die Jugendämter auch für eine vorübergehende Unterbringung des Kindes in einer Bereitschaftspflegefamilie, wobei der Kontakt zur Mutter aufrechterhalten bleibt.

In dieser ausweglosen Lage befand sich Martina, die nach der Geburt ihres ersten Kindes unter schweren Depressionen litt. Nach mehreren Klinikaufenthalten, wobei sie extrem negative Erfahrungen mit behandelnden Ärzten machte, entschied sie sich, wieder nach Hause zurückzukehren. Doch noch war sie außerstande, die Versorgung ihres Kindes zu gewährleisten. In ihrer Verzweiflung sah sie im Interesse des Kindes nur noch die Möglichkeit sich an das Jugendamt zu wenden:

„Ich versuchte das Beste aus der gegebenen Situation zu machen und sie als Herausforderung zu begreifen, aber auch nunmehr Hilfe anzunehmen. Die eigentlich für mich ‚bedrohliche' Situation der ‚Abgabe' des Kindes in die Obhut des Jugendamtes und die Unterbringung in einer Pflegefamilie ('Ich bekomme das Kind nie wieder', ‚Ich habe meine Familie und das Leben meines Mannes zerstört') nutzte ich nun doch in meinem Sinne. Schlimmer konnte es ja eh nicht werden. Der erfahrenen Pflegemutter mit drei Kindern stellte ich zum Beispiel die mich bewegenden Fragen über den praktischen Umgang mit dem Säugling und nutzte die Zeit seiner dortigen Unterbringung für Arztbesuche. Für meinen Sohn war es sicherlich das Beste, was ich für ihn tun konnte, ihn zum damaligen Zeitpunkt in Pflege zu geben, denn so bekam er die Nähe und Zuwendung, die ich ihm damals nicht geben konnte, von der Pflegefamilie. Besonders der Pflegemutter habe ich wohl am meisten zu verdanken, denn sie behandelte mich im Gegensatz zu den ‚großen Fachleuten' die ganze Zeit als gleichberechtigte Partnerin und ging auch auf meine Vorstellungen z.B. zur Ernährung des Säuglings ein. So begann mein Selbstbewußtsein wieder zu wachsen. Auch nachdem unser Sohn wieder bei uns lebte, betreute sie ihn als Tagesmutter einen Tag in der Woche, was mir die Wahrnehmung von Terminen beim weiterhin chaotischen Schichtdienstes meines Mannes ermöglichte."

2. Hilfe durch Partner, Familie und Freunde

Wie kann der Partner unterstützen?

In diesem Abschnitt wende ich mich an die Väter bzw. Partner. Auch Sie haben sich die Zeit nach der Geburt Ihres Kindes anders vorgestellt. Die ungetrübten Wonnen des Kindersegens scheinen sich nicht im erhofften Maße zu bewahrheiten. Die Welt steht plötzlich Kopf. Sie kommen abends von der Arbeit nach Hause und haben das Gefühl, entweder in ein Trauerhaus oder – drastisch formuliert – auf einen Kriegsschauplatz geraten zu sein: Tränen, Vorwürfe, verzweifelte und zornige Worte stürzen vielleicht wie eine Flutwelle auf Sie herein. Hilflos und fassungslos müssen Sie zusehen, wie sich die Persönlichkeit Ihrer Frau oder Freundin wandelt. Sie wirkt befremdend, ihre Gedanken und Gefühle haben mit Baby-Glück nichts mehr gemein. Enttäuschung, Besorgnis,

Wut, Zweifel an der Richtigkeit der Entscheidung, ein Kind bekommen zu haben, Rückzug, Unterstützung, Trost, Ablehnung: Alle Reaktionen sind denkbar.

Sie haben jetzt durch die Leküre des Buches erfahren, daß die seelische und körperliche Verfassung Ihrer Frau auf erklärbare postnatale Probleme zurückzuführen ist. Die Zeit ist gekommen, um zu handeln. Ihre Frau kann nichts für ihr Verhalten und bedarf Ihrer vollen Unterstützung und Rückendeckung. Wenn Sie die Möglichkeit haben, Urlaub zu nehmen, sollten Sie möglichst schnell darauf zurückgreifen.

Im Kapitel II sind die Unterschiede zwischen Baby-Blues, postnataler Depression und Wochenbettpsychose erläutert worden. Wenn Sie den Verdacht haben sollten, daß Ihre Partnerin unter einer Psychose leidet (das heißt, sie kann nicht mehr klar denken, hat den Bezug zur Realität verloren oder wirkt wie „aufgedreht"), müssen Sie unbedingt sofort professionelle Hilfe suchen. Frau und Kind dürfen nicht mehr alleine zu Hause gelassen werden, die Psychose kann eine Bedrohung für beider Leben darstellen. Prompte medizinische Unterstützung ist absolut erforderlich. Das Gleiche gilt für eine schwer verlaufende postnatale Depression. Ich denke, daß Sie anhand der Reaktionen Ihrer Frau einschätzen können, ob sie fachlichen Beistand benötigt. Je größer die Anzahl der Symptome ist und je mehr diese das alltägliche Leben beeinträchtigen (z.B. Ihre Frau kommt morgens nicht aus dem Bett, läuft nur noch im Schlafanzug herum, kann sich nicht mehr richtig um das Kind kümmern, hat Schlaf- und Appetitstörungen etc.), desto dringender wird professionelle Unterstützung. Sie sollten in solchen Fällen nicht abwarten, bis sich Besserung einstellt. Je früher Sie beide Hilfe von außen suchen, desto schneller bekommen Sie die verfahrene Situation wieder in den Griff. Postnatale Reaktionsweisen sind relativ gut behandelbar, vorausgesetzt, Sie erhalten adäquate fachliche Unterstützung. Wie Sie diese bekommen, wird weiter unten ausführlich geschildert.

Wenn die Symptome Ihrer Partnerin nicht so gravierend scheinen, sie also z.B. in der Lage ist, daß Kind zu versorgen, oder wenn Sie sich unsicher über den einzuschlagenden Weg fühlen, können Sie für ein bis zwei Wochen das oben vorgestellte Selbsthilfeprogramm in Angriff nehmen. Nach Ablauf dieser Zeit überprüfen Sie die Sachlage erneut ab: Haben sich die Beschwerden verbessert oder verschlimmert? Sind einige verschwunden? Sind andere hinzugetreten? Was sagt Ihre Partnerin selbst dazu? Wie stehen Sie zu ihren Äußerungen? Wenn Sie beide übereinstimmen, daß sich Lichtblicke auftun und eine allmähliche Besserung eingetreten ist, sollten Sie die Vorschläge zur Selbsthilfe weiterhin verfolgen, bis sich die Situation normalisiert hat. Wenn Sie der Auffassung sind, daß keinerlei Erleichterung zu verspüren ist, oder daß sich die Dinge eher noch verschlimmert haben, sollten Sie die Einbeziehung von Fachleuten in Angriff nehmen.

Manchmal tun sich Paare schwer damit, einen Therapeuten aufzusuchen. Die zögerliche Haltung mag ihre Ursache darin haben, daß eine erforderliche Behandlung durch einen Psychiater oder Psychologen noch immer einer gewissen gesellschaftlichen Stigmatisierung unterliegt. Versuchen Sie, eine rationale Einstellung dazu zu gewinnen: Wenn Sie sich ein Bein brechen, gehen Sie auch zum Arzt. Was spricht also dagegen, auf angemessene Hilfe zurückzugreifen, wenn die Seele gebrochen ist – zumal auch physische Ursachen vorliegen können?

Wenn sich Ihre Frau in Behandlung begibt, sollten Sie auch in diesem Bereich eine aktive Rolle einnehmen: Begleiten Sie Ihre Frau von Zeit zu Zeit, teilen sie Ihre Beobachtungen mit, fragen Sie nach Behandlungsplänen, überwachen Sie die Einnahme von Medikamenten, falls diese erforderlich sein sollten. Der Weg aus der Krise ist oft steinig und mühsam. Sie müssen sich immer wieder vor Augen halten, daß diese Zeit vorübergehen wird. Auch wenn es manchmal Momente gibt, wo Sie sich mutlos fühlen: Die Sorge um die Partnerin, die Pflege des Kindes, der eigene Job mit seinen Verpflichtungen und Anstrengungen zerren an den strapazierten Nerven. Bitten Sie Familie und Freunde um Unterstützung. Denn auch Sie brauchen Oasen der Erholung, um die vielen Belastungen durchzustehen. Wenn Sie die Krise gemeinsam mit Ihrer Frau überwunden haben, kann Ihre Beziehung gestärkt daraus hervorgehen.

Was Familie und Freunde tun können

Die für den Ehemann dargelegten Handlungsempfehlungen lassen sich auch auf Familienmitglieder und nahe Freunde übertragen. Das hat umso mehr Gültigkeit, wenn die betroffene Frau ohne Partner lebt und allein auf sich gestellt ist.

Der Familie und den Freunden kommt insofern eine besondere Bedeutung zu, als sie eine weitere Perspektive in die Beurteilung der seelischen Verfassung der Mutter einbringen können. Manche Paare kreisen durch die bestehende Anspannung orientierungslos und hilflos um die eigene Problematik, schmoren sozusagen im eigenen Saft, wobei der Blick für praktische Erwägungen und nahestehende Lösungen schon leicht verstellt sein kann. Frau und Mann sind mit der Situation begreiflicherweise vollkommen überfordert und benötigen dringend sowohl tatkräftige Unterstützung als auch freundliche Beratung. Wenn Sie der Familie angehören oder dem nahen Freundeskreis entstammen, sollten Sie folgende Schritte in Betracht ziehen: Nähern Sie sich der Mutter in einer direkten, aber kritiklosen Weise. Lassen Sie sie wissen, daß sie ihr Bestes in der Pflege des Babys leistet (Frauen mit postnataler Depression sehen es meistens nicht so). Falls sie selbst Kinder haben, erzählen Sie ihr von Ihren eigenen Erfahrungen und Schwierigkeiten. Helfen Sie ihr dahingehend, sich nicht als Versagerin oder schlechte Mutter zu fühlen. Ziel soll es sein, sich gemeinsam an mögliche Lösungen heranzutasten. Überlegen Sie sich, welche Form der persönlichen Hilfe Sie anbieten können: z.B. die Mutter mit ihrem Kind bei sich aufzunehmen oder unter der Woche nach ihr zu sehen, Hausarbeiten erledigen, Essen kochen, einen Babysitter und/oder eine Haushaltshilfe einstellen.

Wenn Sie spüren, daß alle Ansinnen und gute Worte wie an einem Panzer abprallen, und daß fachlicher Beistand nötig wird, lassen Sie es sie wissen und erklären Sie behutsam Ihre Überlegungen. Bei allem sollten Sie einen wachsamen Blick auf lebensbedrohliche Situationen behalten. Wenn die Mutter Ihnen gesteht, daß sie daran denkt, sich selbst oder ihrem Kind etwas anzutun, müssen Sie darauf insistieren, daß sie fachliche Unterstützung annimmt. Gewährleisten Sie, daß der Partner – möglichst durch seine Frau selbst – über suizidale Gedanken in Kenntnis gesetzt wird.

Es ist für andere nicht immer leicht, sich der depressiven Mutter zu nähern und Zugang zu ihr zu finden. Birgit Sauer, Diplom-Pädagogin aus Münster, über diese Problematik:

Die Familie einer depressiven Mutter kann entscheidend zu ihrer Heilung beitragen. Hierzu gibt es einige Verhaltensempfehlungen, wie Partner und sonstige Angehörige mit einer betroffenen Frau umgehen sollten:

1. Betroffene Frauen brauchen am dringendsten Verständnis, Geborgenheit und liebevolle Zuwendung, um aus der Depression herauszufinden. Sie benötigen emotionale Unterstützung, jemanden, der einfach da ist, zuhört und versucht, die Frau zu verstehen: Diese Hilfestellungen sind in dieser Zeit von ganz großer Bedeutung. Es ist wichtig, alle negativen Empfindungen, Gefühle und Äußerungen der betroffenen Frau ernst zu nehmen und zu akzeptieren und diese nicht zu bagatellisieren oder zu versuchen, sie ihr auszureden. Auf keinen Fall sollte von der Frau verlangt werden, daß sie immer die Selbstbeherrschung bewahrt. Weinen kann einen sehr entlastenden und befreienden Charakter haben. Auch Ratschläge, Vorwürfe und Ermahnungen, sich zusammenzunehmen, nützen der depressiven Mutter überhaupt nicht, sondern verschlimmern nur ihr Leiden, da sie zusätzliche Schuldgefühle hervorrufen und das ohnehin geringe Selbstwertgefühl weiter schwächen. Falsch sind außerdem platter Trost und triviale Aufmunterungsversuche.

2. Es darf nicht an den Willen oder die Verantwortung der Frau appelliert oder ihr vermittelt werden, sie solle sich zusammenreißen, denn wenn sie sich anders verhalten könnte, würde sie es sicherlich liebend gern tun. Man macht ihr damit nur noch mehr Druck und Schuldgefühle und vergrößert ihr Leiden. Die depressive Frau leidet wirklich, auch wenn es nach außen keine Gründe dafür zu geben scheint. Ihr Leidensdruck darf nicht in Frage gestellt werden; versucht man ihr einzureden, ihre Stimmung sei unbegründet, wird sie sich höchstens unverstanden und zurückgewiesen fühlen. Das „Nicht-Können", die Antriebslosigkeit und Hoffnungslosigkeit, auch Gereiztheit und Vorwurfshaltungen müssen als Symptome der Krankheit gesehen werden, nicht als Schwäche der Frau!

3. Wichtig ist, immer wieder die positiven Seiten zu bestärken, im Gespräch mit der Frau ihre Fähigkeiten als Mutter und ihre sonstigen Stärken hervorzuheben, um ihr Selbstwertgefühl wieder aufzubauen. Dazu gehört auch, sie auf alles aufmerksam zu machen, was ihr gelungen ist.

4. Des weiteren sollte der betroffenen Frau Hoffnung auf Besserung gemacht werden; die Angehörigen können ihr verdeutlichen, daß auch dieser Zusatnd vorübergeht und sie wissen lassen, daß sie ihr dabei beistehen wollen. Die depressive Frau braucht ihren Partner, ihre Angehörigen und Freunde jetzt mehr denn je. Deshalb sollte der Partner seiner Frau auch immer wieder die Sicherheit vermitteln, daß er sie nicht verlassen wird.

5. Zeitweise kann es angeraten sein, der Frau relevante Entscheidungen abzunehmen, eine ruhige, bestimmte und sichere Führung zu übernehmen, Arztbesuche zu organisieren und sie dorthin zu begleiten, wenn sie zu diesen Dingen nicht mehr allein in der Lage ist.

6. Eine depressive Mutter braucht aber auch praktische Unterstützung bei der Versorgung des Kindes und im Haushalt. Hier sind der Ehemann und andere Angehörige zur Mithilfe aufgefordert; sie dürfen an die kranke Frau keine überhöhten Ansprüche stellen und nicht verlangen, daß der Haushalt in dieser Zeit perfekt in Ordnung ist. Es muß zudem dafür gesorgt werden, daß die depressive Mutter ausreichend Schlaf bekommt. Bei alledem ist es wiederum wichtig, daß der betroffenen Frau nicht von anderen das Gefühl vermittelt wird, zu versagen, und daß ihr keine Schuldgefühle gemacht werden. Die Unterstützung sollte aus einer verständnisvollen und entlastenden Haltung heraus erfolgen. Im Idealfall kann die betroffene Mutter aus der Versorgung des Kindes und des Haushalts durch andere lernen, wie sie selbst die Dinge wieder in die eigenen Hände nehmen kann, ohne sich durch perfektionistische Ansprüche zu überfordern.

7. Dennoch ist es erforderlich, die Frau deutlich zu motivieren, selbst realistische Ziele und Aufgaben zu verfolgen. Eine regelmäßige, rhythmische Gliederung des Tagesablaufes ist von großer Bedeutung (aufstehen, kleinere Aufgaben verrichten, essen, zu Bett gehen). Auf jeden Fall sollte die depressive Mutter unterstützt werden, daß sie am Morgen nicht regelmäßig im Bett liegen bleibt. Dies muß aber liebevoll und ohne Vorwürfe geschehen.

8. Der Partner sowie alle anderen Personen, die mit der betroffenen Frau zu tun haben, sollten außerdem mit darauf achten, daß die Mutter Zeit zum Alleinsein hat, daß sie nicht ständig ans Haus gefesselt ist. Sie braucht Ermutigung, sich einen Babysitter zu leisten (bei finanziellen Problemen kann dies ja auch eine Nachbarin oder Großmutter sein!) sowie die Bestätigung von anderen, daß sie keine „Rabenmutter" ist, sondern daß eigene Bedürfnisse und das Sorgen für sich selbst legitim und notwendig sind. Viele Frauen meinen nämlich, sie seien egoistisch, wenn sie sich selbst etwas Gutes tun. Für diese Frauen ist es hilfreich, von anderen Personen die Erlaubnis zu bekommen, daß sie auch mit sich selbst fürsorglich umgehen sollten.

9. Der Ehepartner sollte Verständnis zeigen, wenn sexuelle Bedürfnisse durch die Depression bedingt bei seiner Frau verschwinden.

10. Partner, Angehörige und Freunde sollten sich nicht entmutigen lassen, wenn sie spüren, daß die Depressive auf alles nur negativ reagiert und alle Bemühungen von außen abwertet und abwehrt.

Für die depressive Frau ist es dennoch von großer Bedeutung, daß die Beziehungen nicht abgebrochen werden.

Für alle, die sich um die betroffene Frau sorgen, ist es notwendig, daß auch sie Informationen über die Erkrankung bekommen. Sie müssen die Krankheit verstehen lernen, über ihre Ursachen und Behandlungsmöglichkeiten informiert werden. Hierdurch wird ihre eigene Ohnmacht und Handlungsunsicherheit zum Teil schon verringert. Man muß schließlich auch mitberücksichtigen, wie hilflos es größtenteils die Angehörigen macht, die eigene Frau (Tochter, Schwiegertochter, Freundin etc.) leiden zu sehen, in einer völlig neuen, bedrohlichen Verfassung zu erleben und nichts dagegen tun zu können. Aufklärung darüber, was die Angehörigen in dieser Situation tun können, gibt neue Handlungsmöglichkeiten und mehr Sicherheit. Es erleichtert auch das Verstehen der Kranken und die Erkenntnis, daß die Erkrankung nicht auf deren persönlichem Versagen beruht, so daß (Schuld-)Vorwürfe, die auf Unkenntnis beruhen und die Frau zusätzlich belasten, besser vermieden werden können.

Austausch unter Müttern: Selbsthilfegruppen

Als „Offenbarung" bezeichnete eine Frau das erste Treffen mit Müttern in ihrer neugegründeten Selbsthilfegruppe. Wie in der Einleitung bereits erwähnt worden ist, bestehen in Deutschland erst seit kurzem vereinzelt Selbsthilfegruppen zur postnatalen Depression.

Zur Bedeutung von Selbsthilfegruppen noch einmal Diplom-Pädagogin Birgit Sauer:

„In den Selbsthilfegruppen organisieren sich Frauen, denen der Austausch mit anderen Betroffenen besonders hilfreich und wichtig erscheint. Sie spüren, daß sie nicht alleine von der Krankheit betroffen oder unnormal sind und werden ein Stück weit aus ihrer Isolation geholt. Viele Frauen empfinden ihren Zustand als einmalig, und es führt zu einem ‚Aha-Effekt' zu erleben, daß auch andere Frauen diese Probleme durchmachen. Viele Betroffene trauen sich nach langandauernder Erkrankung nichts mehr zu. Gleichbetroffene können die Erfahrung vermitteln, trotz allem mütterliche Fähigkeiten und sonstige Stärken zu besitzen, das Gefühl und die Gewißheit vermitteln, daß auch die eigene Meinung gefragt ist, was

Selbstwertgefühl und Selbstbewußtsein zurückgibt. In Selbsthilfegruppen wird den Betroffenen Hoffnung vermittelt. Sie erhalten Tips und Lebenserfahrungen von anderen Müttern, die nur Gleichbetroffene einander bieten können. Wichtig ist für viele Frauen auch der Respekt und die Akzeptanz, mit denen ihnen in der Selbsthilfegruppe begegnet wird. Sie können ehrlich ihre Gefühle mitteilen, ohne Angst haben zu müssen, dafür abgelehnt oder gar verachtet zu werden, weil die übrigen schließlich ähnliche Erfahrungen und Gefühle durchlebt haben.

Selbstverständlich kann eine Selbsthilfegruppe in vielen Fällen nicht die einzige Hilfe bei schweren Depressionen sein. Ärztliche und therapeutische Hilfe ist und bleibt sehr wichtig! Aber um sich nicht hilflos ausgeliefert zu fühlen, ist es auch nötig, sich selbst (oder als Angehöriger) ein Wissen über die Erkrankung anzueignen, um dem Arzt oder Therapeuten gegenüber als Partner auftreten und die Hilfeleistungen beurteilen zu können. Nicht wenige Psychiater und Psychologen beispielsweise haben bisher kaum etwas von postnatalen bzw. postpartalen Depressionen gehört und leiten relativ ineffektive Behandlungen ein. Hier kann der Austausch mit Gleichbetroffenen z.B. Tips über kompetente Ärzte und Psychologen sowie wirksame Therapieverfahren vermitteln. Insofern sind Selbsthilfegruppen auch der Ort, wo Informationen über die neuesten wissenschaftlichen Forschungsergebnisse, neue Literatur und sonstige Informationen über die Erkrankung und ihre Behandlung gesammelt und an andere Betroffene weitergegeben werden.

Doch Selbsthilfegruppen eignen sich nicht für alle von PND betroffenen Frauen gleichermaßen, da das Krankheitsbild sehr verschieden aussieht – von leichteren und gemäßigten Depressionen bis hin zu schweren Psychosen. Für leichtere Depressionen kann es im Einzelfall ausreichen, sich mit Gleichbetroffenen auszutauschen. Bei gemäßigten Depressionen können Selbsthilfegruppen einen unterstützenden Charakter haben neben anderweitigen therapeutischen Maßnahmen, die die Ursachen der Depression behandeln. Bei Psychosen jedoch, solange diese akut sind, sind die Einflußmöglichkeiten einer Selbsthilfegruppe sehr begrenzt.“

3. Professionelle Helfer

Selbsthilfe hat auch Grenzen

Obwohl Sie selbst, Ihr Partner, Ihre Familie und andere nahestehende Personen bereits sehr viel dazu beitragen können, den seelischen Engpaß zu verlassen, sind der Selbsthilfe doch Grenzen gesetzt. Die Einschränkungen ergeben sich aus dem Verlauf der depressiven Verstimmung.

„Ich bin doch nicht krank", werden Sie vielleicht sagen. Was die Ursachen der postnatalen Depression anbelangt, mögen Sie wohl Recht haben. Andererseits ist es bei den Folgen, die sich daraus ergeben können, manchmal sehr schwierig zu beurteilen, ab wann ein in Unordnung geratener psychischer Zustand Krankheitswert erhält. Das hängt mit dem breitgefächerten Spektrum der postnatalen Reaktionsweisen zusammen, deren Übergänge zwischen leichten, gemäßigten und schweren Formen häufig fließend sind. Frauen reagieren auf die Diagnose „Krankheit" sehr unterschiedlich. Die einen mit Zurückweisung, die anderen mit Erleichterung:

„Unsere Lage wurde dann so schlimm, daß ich mich nach drei durchwachten Nächten bereit zeigte, in eine psychiatrische Klinik zu gehen. Ich konnte nicht mehr. Zuvor hatte ich es immer wieder abgelehnt, ärztliche Hilfe in Anspruch zu nehmen, weil ich es nicht wahrhaben wollte, daß ich krank war. Doch nun sah ich keinen Ausweg mehr. Ich fühlte mich nur noch als Belastung für meine Umwelt.

Und dabei war ich es eigentlich gewohnt, für andere da zu sein. Auch meinem Mann gegenüber hatte ich Schuldgefühle. Wie oft hatte ich ihn nachts geweckt und er betete mit mir und segnete mich. Immer und immer wieder hat er meinen Zustand mit viel Liebe und Geduld getragen, doch jetzt mußte eine Veränderung kommen. Wir einigten uns, zu einer Psychologin zu gehen, die uns empfohlen wurde. Sie stellte dann bei mir schwere endogene Depressionen fest, und überwies mich umgehend an einen Nervenarzt. Dort erlebte ich dann die Erlösung.

Ein Satz genügte, um wieder Hoffnung und Lebensmut zu bekommen: ‚Frau S., Sie sind kein Einzelfall, Sie sind krank!' Ich hatte das ja nie wahr haben wollen. Ich sah mich selbst als Versager, Rabenmutter, nicht zur Hingabe fähig, egoistisch… und auf dem Wege, langsam verrückt zu werden." *(Barbara)*

Einen depressiven Zustand als „Krankheit" zu deuten, kann durchaus hilfreich sein, weil damit ein Ernstnehmen der Problematik verknüpft ist. Bevor die Symptome eskalieren und das Leben komplett außer Kontrolle gerät, sollten Sie professionelle Hilfe ansteuern.

Folgende allgemeine Richtlinien können als Orientierung dienen, um zu entscheiden, ab wann fachliche Betreuung die beste Alternative darstellt:

- Sie haben für ungefähr zwei Wochen versucht, Ihre Lage durch Selbsthilfe zu meistern. Doch das tägliche Grau-in-Grau erfuhr keinerlei Besserung.
- Sie fühlen, daß Sie die differenzierte Perspektive eines Außenstehenden benötigen.
- Sie fürchten, sich selbst oder dem Baby etwas anzutun.
- Sie haben starke Schlafprobleme.
- Sie leiden unter Eß- und Appetitstörungen.
- Sie fühlen sich unfähig, Ihr Kind zu versorgen oder eigenen grundlegenden Bedürfnissen nachzugehen (Anziehen, Waschen, Essen).
- Sie haben manische oder psychotische Symptome (sich überdreht fühlen, Realitätsverlust, Halluzinationen, Wahnvorstellungen)
- Eine wichtige Person aus Ihrem Lebenskreis glaubt, daß Sie unbedingt Hilfe brauchen.
- Sie leiden unter Panik-Attacken oder anderen Angst-Symptomen, die die Bewältigung alltäglicher Aufgaben beeinträchtigen.
- Sie haben gravierende postnatale Umstellungssymptome (Weinen, Wut, Müdigkeit, Hoffnungslosigkeit, Niedergeschlagenheit), die sie daran hindern, ein Leben zu führen, wie Sie es möchten.
- Sechs Wochen nach der Entbindung sind Ihre Symptome nicht behoben, sondern in gleichem Maße vorhanden bzw. schlimmer geworden.

Wenn die Warnsignale, die Seele und Körper aussenden, sich in Ihrem Leben immer störender bemerkbar machen, ist es an der Zeit, fachliche Hilfe hinzuzuziehen. Dabei ist der gute Wille ausschlaggebend, sich auf das Abenteuer Therapie einzulassen.

So finden Sie professionelle Hilfe

Frauen, die nach der Geburt eines Kindes an Depressionen leiden, sind zunächst einmal mit dem Problem konfrontiert, einen geeigneten Arzt oder Therapeuten zu finden. Das Wissen um das Auftreten der postnatalen Depression und das Verständnis ihrer komplexen Zusammenhänge hat sich in der Fachwelt bislang noch nicht entscheidend durchgesetzt. Begriffliche Verwischungen erschweren eine angemessene Diagnose: Häufig wird ganz allgemein mit dem Begriff „Wochenbettdepression" hantiert, wobei die einen damit das allgemeine Stimmungstief (Baby-Blues) bezeichnen und die anderen die Wochenbettpsychose meinen. Eine differenzierte Betrachtungsweise fehlt, die der breitgefächerten Palette postnataler Reaktionsformen gerecht wird. Fehldiagnosen, Pauschalisierungen, einseitig orientierte Interpretationen erschweren den Weg aus der Krise. Urteile wie „Penisneid", „Probleme mit der Weiblichkeit", „Probleme in der Ehe", „psychische Anomalität" oder Kommentare wie „Im Krieg haben die Frauen ihre Kinder unter viel schwierigeren Bedingungen zur Welt gebracht" haben schon so manche Frau dazu veranlaßt, fluchtartig die Praxis oder Klinik zu verlassen. Leider sind wir vor unliebsamen Überraschungen nicht geschützt. Folgende (traurige) „Anekdotensammlung" soll einen Eindruck geben, wie Frauen mit postnatalen Problemen häufig begegnet wird:

„Ungefähr zwei Wochen nach der Geburt habe ich mich zunächst meinem Frauenarzt anvertraut. Dieser erkannte jedoch den Ernst der Lage überhaupt nicht und speiste mich mit beschwichtigenden Kommentaren ab: ‚Das sind die Heultage, das geht schon wieder vorüber.' Ich hatte das Gefühl, als ob er mit dieser Sache nichts zu tun haben wollte. Zur Herstellung meines alten Hormonhaushaltes verschrieb er mir sofort die Pille. Dadurch wurden meine Symptome noch schlimmer.

Ich bin im nachhinein von meinem Gynäkologen sehr enttäuscht. Er hat mich auch nicht an einen geeigneten Facharzt weitergeleitet. So gut die Vorsorge war, so schlecht war die Nachsorge. Wenn das Kind da ist, fragt keiner mehr nach dem Befinden der Mutter." *(Evelyn)*

„Ich war nur bei einem Nervenarzt, den ich fünf Wochen nach der Geburt aufsuchte. Dieser beschränkte seine Behandlung weitestgehend auf das Verschreiben von Medikamenten, ‚Ursachenforschung' wurde nicht betrieben. Ich hätte mir in den allerersten Wochen jemanden gewünscht, der einfach für mich da ist, mit dem ich reden kann." *(Heidi)*

„Ich selbst weigerte mich, meinen Zustand als Krankheit anzuerkennen. Ich sagte immer zu meinem Mann, das wird schon wieder. Mitte April konsultierte ich meinen Hausarzt (gleichzeitig Geburtshelfer), dieser hatte mich auch während der Schwangerschaft betreut. Ich schilderte ihm meine Symptome. Er meinte, er könne nichts für mich tun

und gab mir ein paar Telefonnummnern von öffentlichen Anlaufstellen. Dort rief ich auch an, aber ich erhielt immer nur die Auskunft, man könne nichts für mich tun und erhielt weitere Telefonnummern. Daraufhin fragte ich erneut meinen Hausarzt, der mir eine Neurologin vermittelte. Als ich dort anrief war eine sehr ‚kompetente Arzthelferin' am Apparat. Sie eröffnete mir: ‚Sie hören sich überhaupt nicht depressiv an, ich kann Ihnen erst wieder in drei Wochen einen Termin geben, wir gehen jetzt in Urlaub.' Das war der Punkt, an dem ich dachte: ‚Keiner kann dir helfen, du bist verrückt, du bist nicht krank.' Von dem Zeitpunkt ab gab es nur noch einen Gedanken in meinem Kopf: ‚Ich will nicht mehr, ich bringe mich um.' (Stefanie)

„Als ich die physische und psychische Belastung nicht mehr aushielt und auch anfing, Aggressionen gegen meinen Sohn zu entwickeln, deutete ich die Symptome dem behandelnden Gynäkologen Prof. Dr. P. an. Dieser empfahl mir den Chefarzt der neurologisch-psychiatrischen Abteilung des Krankenhauses. Er unterhielt sich 20 Minuten mit mir, diagnostizierte eine komplexe Persönlichkeitsstörung und kam u. a. zu der folgenden Schlußfolgerung: ‚Insgesamt Eindruck einer unreifen, gefühlsarmen Persönlichkeit'. Der Gynäkologe sprach in seinem Bericht von einer psychischen Verhaltens- und Anpassungsstörung. Die Ansichten der ‚hochgeschätzten Fachleute' liegen mir deshalb in schriftlicher Form vor, da sie mir mein behandelnder Gynäkologe nach meiner Entlassung aus dem Krankenhaus in die Hand drückte. Dies lief folgendermaßen ab: Ich nahm einen Termin wahr, um mich nach der weiteren Behandlung zu erkundigen und die immer drängender werdenden psychischen Symptome sowie meine Selbstmordgedanken zu erwähnen. Hierzu kam ich nun gar nicht mehr erst, denn er teilte mir mit, er habe einen Brief vom Krankenhaus erhalten, kopierte die Schreiben und gab sie mir mit den Worten in die Hand: ‚Wollen Sie Ihren Sohn zur Adoption freigeben?' Außerdem gab er mir einen Überweisungsschein: Diagnose ‚schwere Persönlichkeitsstörung' und empfahl mir eine ihm bekannte Psychologin für Gespräche, die aber keine Kassenzulassung hatte und somit für uns gar nicht finanzierbar gewesen wäre. Dies alles führte zu meinem endgültigen ‚Fall ins Bodenlose'. Von postnataler Depression ist nie gesprochen worden." (Martina)

Aber es gibt auch viele hervorragende Fachleute, die als echte Partner bzw. Partnerinnen einfühlsam den Therapieprozess begleiten.

„Da mein Frauenarzt sofort den Zusammenhang Geburt – Depression erkannt hat, fühlte ich mich von ihm hundertprozentig verstanden. Er

war auch jederzeit für mich, meinen Mann und meine Eltern zu sprechen. Außerdem gab er nicht auf, bis die für mich richtige Therapie gefunden war. Leider haben nach meiner jetzigen Erfahrung nur wenige Frauen und ihre Angehörigen dieses große Glück." *(Franziska)*

„Nachdem ich bei einer Neurologin war und einige Gespräche geführt hatte, riet diese mir zu einer Psychotherapie. Allerdings muß ich sagen, daß mir beim Gedanken daran nicht ganz wohl war. Ich konnte mir unter einer Psychotherapie nichts vorstellen. Meine Neurologin erklärte mir einiges dazu. Und weil der Wille, gesund zu werden, sehr viel größer war als meine Angst vor dieser Therapie, habe ich mich überwunden. Seit einem halben Jahr gehe ich alle 14 Tage zur Therapie, und ich habe es keineswegs bereut, damit begonnen zu haben. In dieser Therapie sehe ich für mich die einzige Chance wieder gesund zu werden. Und was für mich sehr wichtig ist, ich habe einen sehr guten Therapeuten gefunden, zu dem ich sehr großes Vertrauen habe."

(Johanna)

„Mein Gynäkologe stellte bei einem längeren Gespräch fest, daß ich ganz offensichtlich unter Wochenbettdepressionen leide. Er legte mir eine nervenärztliche Behandlung nahe und war froh über meine Bereitschaft, mir helfen zu lassen. Auf meine Anfrage hin, nannte er mir Name und Adresse eines Psychiaters und Neurologen, den er mir empfehlen könne. Der Psychiater bestätigte den Verdacht auf postnatale Depression und verordnete mir ein stimmungsaufhellendes und angstlösendes Medikament. Der Begriff der postnatalen Depression wurde mir nochmal erläutert, und der Arzt fügte hinzu, daß er mir ohne Probleme aus dem Stegreif zehn weitere Frauen nennen könne, die ebenfalls mit derartigen Problemen bei ihm in Behandlung seien. Als Vater von drei Kindern könne er meine Situation gut nachempfinden. Er empfahl mir dringend, Kontakt zu anderen Müttern zu suchen und mir vorerst möglichst alle Arbeit außer der Pflege des Kindes von meinen Eltern abnehmen zu lassen. Des weiteren meinte er, ich stelle zu hohe Erwartungen an mich selbst; ich solle mehr Geduld mit mir haben, mir mehr Zeit lassen." *(Annette)*

Damit wir die guten Fachleute nicht wie eine Stecknadel im Heuhaufen suchen müssen, und damit nach einem Fehlgriff nicht der totale Rückzug erfolgt, möchte ich Ihnen einige Hinweise an die Hand geben, die die Suche erleichtern sollen. Sie bilden keine Garantie dafür, sofort an die Richtige oder den Richtigen zu geraten, doch einige Risiken lassen sich auf diese Weise eindämmen.

Folgende Kriterien dienen als Anhaltspunkte, um eine gute Ausgangsbasis für eine zufriedenstellende Therapie zu schaffen: Der Therapeut oder die Therapeutin sollte im Idealfall mit der postnatalen Depression vertraut sein. Mangelnde spezifische Kenntnisse und Erfahrungen in diesem Bereich bewirken oft ein mangelndes Verständnis, was negative Auswirkungen auf den Therapieverlauf haben kann. Der Verein „Schatten & Licht – Krise nach der Geburt" bemüht sich, Fachleute zu vermitteln, die in diesen Fragen kompetent und versiert sind. Leider gibt es noch lange kein flächendeckendes Angebot. Wenn für Ihre nähere Umgebung keine entsprechende Anlaufstelle vorhanden ist, müssen Sie andere Informationsquellen anzapfen. Ziel sollte es sein, einen Therapeuten ausfindig zu machen, der auch ohne weitreichende Grundkenntnisse der Krise post partum Ihre besondere Situation nachvollziehen und verstehen kann. Er oder sie muß bereit sein, sich auf das unbekannte Terrain einzulassen, das Sie sich gemeinsam als gleichberechtigte Partner erarbeiten können. Um einen verständnisvollen und aufgeschlossenen Therapeuten zu finden, beginnen Sie Ihre Recherchen bei anderen Ihnen bekannten Fachleuten (z.B. Gynäkologe, Hausarzt, Internist, Hebamme etc.) und fragen nach einer Empfehlung. Auch lokale Krankenhäuser, Gesundheitsämter, Krankenkassen, Universitätskliniken und Organisationen für Eltern können Fachkräfte vermitteln. Sozialämter, Familienberatungsstellen, Frauenzentren, psychosoziale Beratungstellen erteilen Auskünfte. Als weitere Ansprechpartner sind Fachverbände zu nennen, die sich mit der psychischen Gesundheit befassen. So zum Beispiel bietet der Berufsverband Deutscher Psychologen einen Patientenberatungsservice an, dem man Wünsche und Vorstellungen über eine bestimmte Qualifikation eines Therapeuten schildern kann. Daraufhin wird eine Liste zur Auswahl stehender Fachleute in der Nähe des Wohnortes zugestellt. Andere Mütter, vor allem jene, die die postnatale Depression durchlebt haben, können Empfehlungen aussprechen. (Kontaktlisten vermittelt der Verein „Schatten & Licht – Krise nach der Geburt).

Sobald Sie mehrere Namen gesammelt haben, nehmen Sie zu diesen Fachleuten Kontakt auf, der beim ersten Mal wahrscheinlich über das Telefon hergestellt wird. Angesichts der Schwellenängste ist es ganz normal, sich unbeholfen und gehemmt zu fühlen. Legen Sie sich notfalls einen Zettel bereit, auf dem Sie wichtige Fragen notiert haben. Denken Sie daran, daß Sie weder einen Bußgang nach Canossa antreten, noch Bittstellerin sind. Therapie stellt eine Art Dienstleistung dar. Sie bezahlen den Therapeuten für seinen Job (auf eigene Kosten oder auf Krankenschein). Dafür können Sie eine angemessene Gegenleistung erwarten. Zunächst sollten einige „technische Daten" erfragt werden:

Ausbildung, akademischer Grad, weitere Spezialisierung, Kosten und Finanzierung der Therapie (z.B. Wann zahlt die Kasse komplett? Gibt es Zuschüsse? Ist das erste Vorgespräch frei?) Nach dem ersten Check-up sind weiterführende Fragen bedeutend: Hat der Therapeut Erfahrung mit der Behandlung postnataler Reaktionsformen? Wie werden die Schwierigkeiten in der nachgeburtlichen Phase beurteilt? Welche Behandlungsmethodik wird zugrundegelegt? Werden erst andere Wege versucht, bevor Medikamente zum Einsatz kommen? Können zeitweilig der Partner oder andere Familienmitglieder an den Sitzungen teilnehmen? Dürfen Sie Ihr Baby mitbringen?

Dieses erste Interview sollten Sie mit mehreren Fachleuten führen, um Vergleiche ziehen zu können. Vertrauen Sie Ihrer Intuition. Unter Umständen können Sie bereits an der Stimme, am Tonfall, an der Art der Antworten heraushören, ob Ihnen die Person sympathisch ist.

Fühlen Sie dem Therapeuten ruhig auf den Zahn. Schließlich würden Sie auch nie eine Tagesmutter oder einen fremden Babysitter engagieren, ohne sich vorher ein Bild zu machen, oder?

Frauen, deren Depression schon weiter fortgeschritten ist, sehen sich außerstande, selbst die Suche nach einem geeigneten Therapeuten in Angriff zu nehmen. In diesen Fällen obliegt dann die Initiative dem Partner, den Familienangehörigen oder Freunden.

Die verschiedenen Telefonate sind beendet. Sie treffen nun eine weitere engere Auswahl. Die endgültige Entscheidung sollte gefällt werden, wenn Sie ein erstes persönliches Gespräch geführt haben.

Eine Faustregel muß im Rahmen der Entscheidungsfindung beachtet werden: Vermeiden Sie Therapeuten aus dem Bekanntenkreis. Die Verquickung von Privatem und Beruflichem verhindert die notwendige Distanz, die ein Therapeut braucht, um sich unvoreingenommen einen Eindruck von der Patientin zu verschaffen. Sie gehen ein reines Zweckbündnis ein, in dem private Verflechtungen keinen Platz haben.

Eine Therapie hat nur dann Aussicht auf Erfolg, wenn die Beziehung zum Therapeuten stimmig ist und eine Vertrauensbasis besteht. Nachdem Sie ein Vorgespräch mit einem Therapeuten geführt haben, gehen Sie nach Hause und überlegen in Ruhe: Fühlten Sie sich verstanden, ernst genommen, akzeptiert? Sind Ihre Fragen klar und deutlich beantwortet worden? Glauben Sie, daß Sie mit dem Therapeuten über alles frei reden können? Wie war die Reaktion, als Sie sich mit einigen Vorschlägen in puncto Behandlung nicht einverstanden erklärten? Welchen Stellenwert hat der Therapeut der postnatalen Depression zugeschrieben? Wurde beschwichtigt, verharmlost? Horchen Sie auf Ihre innere Stimme. Sie wird Ihnen sagen, welchen Eindruck insgesamt das Vorgespräch hinterlassen hat. Wenn Sie noch keine endgültige Entscheidung treffen können, besteht auch die Möglichkeit, zunächst nur wenige Sitzungen zu vereinbaren, um den Therapeuten einer genaueren Überprüfung zu unterziehen.

Viele Frauen haben negative Erfahrungen gemacht mit Therapeuten, die ihre postnatalen Probleme nicht verstanden haben. Solche Vertreter bewirken, daß sich ihre Patientinnen noch schlechter fühlen. Wenn Ihr Therapeut hauptsächlich über Ihre Kindheit, Ihre Eltern oder Ihre Träume sprechen will und Sie das Gefühl haben, daß Ihnen das nichts bringt, sollten Sie sich schleunigst woanders Hilfe suchen.

Es ist wichtiger, sich den unmittelbaren Belangen und Schwierigkeiten zuzuwenden, wie z.B. Schlafmangel oder Panikattacken, bevor in der Vergangenheit gegraben wird. Für die meisten Frauen, die unter der postnatalen Depression leiden, scheint eine Herangehensweise, die im Hier und Jetzt liegt, am wirkungsvollsten zu sein. Die Lösung der gegenwärtigen alltäglichen Sorgen, Ängste, Probleme, die für die postnatale Phase charakteristisch sind, sollte absolute Priorität haben. Es sei denn, Sie haben ein dringendes Bedürfnis, frühere Konflikte aufzuarbeiten. Oder der Therapeut erkennt im weiteren Verlauf, daß es wichtig ist, auf verborgene Seelengeheimnisse einzugehen. Der Rückgriff auf die vergangene Biographie sollte aber möglichst erst dann erfolgen, wenn sich Ihr psychischer Zustand stabilisiert hat. Ansonsten kann die Aufarbeitung vergangener Konfliktherde eine zusätzliche Belastung darstellen.

Der Therapieverlauf

Sie haben nach den anfänglichen Sitzungen eine Vorstellung davon gewonnen, wie Ihr Therapeut Ihre Situation einschätzt und welcher Therapie-Plan Anwendung finden wird. Äußern Sie sich dahingehend, welchen Teilen der Behandlung Sie zustimmen und welche Sie ablehnen. In Ihrem Leben besteht bereits genug Chaos, so daß Sie nicht einer zusätzlichen Belastung durch eine ungewünschte Therapie ausgesetzt sein sollten. Diskutieren Sie gemeinsam das Für und Wider bestimmter anzuwendender Methoden.

Eine Therapie durchläuft immer mehrere Phasen, in denen Sie Wechselbäder der Gefühle durchleben. Hochstimmungen, Abstürze und Durststrecken lösen sich gegenseitig ab. Der Blick auf negative Bereiche kann manchmal schmerzvoll sein. Das darf natürlich nicht so verstanden werden, daß Sie nur noch seelisch geschunden und zermartet aus Ihren Sitzungen nach Hause kommen, um irgendwann als Fernziel Heilung zu erhoffen. Wenn Sie nach einiger Zeit das Gefühl haben, daß der Therapeut ständig den moralischen Zeigefinger hebt und sich Ihr seelisches Befinden gar verschlechtert, müssen Sie die Behandlung abbrechen und sich erneut nach einer Alternative umsehen. (Die Krankenkassen gestehen übrigens ihren Patienten meistens zwei Fehlversuche pro Quartal zu, solange Sie spätestens nach der fünften Sitzung aus der Behandlung aussteigen.)

Eine Therapie braucht Zeit. Die einen benötigen mehr, die anderen weniger. Halten Sie Ihre Erwartungen und Ziele auf einem realistischen Niveau, der Therapeut ist kein Wunderheiler. Auch das Ende einer Therapie ist Teil des therapeutischen Prozesses. Sie werden irgendwann selbst merken, ob Sie weiterhin eine seelische Stütze benötigen. Es ist ganz normal, einen gewissen Verlust zu verspüren, da eine wichtige Bezugsperson plötzlich fehlt. Doch das wird nur ein kurzfristiger Moment sein. Die Erleichterung, die Krise bewältigt zu haben, wird die Oberhand gewinnen.

Therapieformen

Viele Wege führen nach Rom. Wenn Sie eine Therapie machen möchten, wird sich die Frage nach einer passenden Therapieform stellen. Das ist angesichts des breitgefächerten Angebots auch nicht einfach. Jeder Therapeut kommt aus einer anderen „Schule". Wobei es nicht zwangsläufig so sein muß, daß sich ein Therapeut nur stur nach der Methode aus dem Lehrbuch richtet. Oft werden verschiedene Methoden miteinander kombiniert. Eine bestimmte Therapieform läß sich nicht ohne weiteres jeder Frau überstülpen. Sie erhält erst dann ihre Berechtigung, wenn sie zum Erfolg führt. Da Sie kaum in der Lage sein werden, verschiedene Herangehensweisen auszuprobieren, ist es ratsam, sich ein wenig nach persönlichen Vorlieben zu orientieren. In vielen Therapieformen wird vor allem das Medium Sprache benutzt, um sich mitzuteilen. In anderen stehen wiederum Bewegung und Tanz im Vordergrund, und schließlich gibt es Methoden, bei denen Rollenspiele oder kreatives Arbeiten den Schwerpunkt bilden.

Letztendlich hängt die Wahl einer Methode davon ab, in welchem Stadium der depressiven Entwicklung sich eine Frau befindet. Die Depressionstiefe und jeweilige Lebenssituation müssen berücksichtigt werden. Bei einer behandlungsbedürftigen Depression kann eine Psychotherapie, die auch als „Gespächstherapie" bezeichnet wird, sehr wirksam sein. Dabei gibt es eine Unzahl verschiedener psychotherapeutischer Verfahren, die alle einen anderen Namen tragen. Einen guten Überblick über die vielfältigen Therapie-Verfahren liefert das leicht lesbare Buch von Silke Bruns-Pfersdorf (vgl. Literaturverzeichnis).

Manchmal reichen Psychotherapien alleine nicht aus, um die postnatalen Probleme in den Griff zu bekommen. In diesen Fällen werden Medikamente benötigt, um Körper und Geist wieder einzubalancieren. Davon soll im nächsten Abschnitt die Rede sein.

Medikamente in der postnatalen Krise

Frauen, die an der postnatalen Depression leiden, stehen der Einnahme von Medikamenten bzw. Psychopharmaka gespalten gegenüber. Die einen lehnen sie komplett ab, die anderen greifen darauf als vorübergehendes „Hilfsmittel" zurück. Die Ablehnung von Medikamenten resultiert aus Ängsten, die auf Nebenwirkungen, Abhängigkeit und Einflüsse auf das Stillen zielen. Die damit verbundenen Fragen sollen im folgenden geklärt werden.

Wenden wir uns zunächst den Gründen zu, warum die Verordnung von Arzneimitteln in einigen Fällen hilfreich sein kann. Im Kapitel III wurde erläutert, daß die nachgeburtlichen Umstellungsschwierigkeiten durch eine Kombination von Faktoren ausgelöst werden, die sowohl psychischer als auch biologischer Natur sind.

Eine medikamentöse Behandlung kann sehr effektiv sein, da sie die Frau in der postnatalen Phase dazu befähigt, sich schneller besser zu fühlen, vor allem dann, wenn biochemische Ursachen vorliegen.

Manche Frauen lehnen Medikamente auch deswegen ab, weil sie darin ein Zeichen von Schwäche sehen. Aber in einigen Fällen können Arzneimittel schlichtweg lebensrettend sein. Sie müssen sich klarmachen, daß es sich bei der Behandlung von Depressionen oder Psychosen mittels Psychopharmaka um eine bestimmte Form der medizinischen Therapie handelt. Es gibt viele Menschen, die zum Beispiel aufgrund von Schilddrüsendysfunktion, Diabetes, Bluthochdruck, Arthritis, Herzproblemen vielleicht ihr ganzes Leben auf die Einnahme von medizinischen Präparaten angewiesen sind. Niemand diskreditiert sie, niemand greift sie an. Aber sobald unser Geist, unser Gehirn durch chemische Prozesse in Mitleidenschaft gezogen wird, sieht die Sache schon ganz anders aus. Viele neigen dazu, in depressiven oder psychotischen Zuständen auf das Wesentliche im Menschen zu schließen und damit zugleich an ganz spezielle Gründe der Erkrankung zu denken. Es kann nicht oft genug betont werden, daß eine Depression kein Ausdruck schwachen Willens ist, sondern daß die Depression selbst dafür verantwortlich ist, wenn wir uns schwach, unfähig, schuldig fühlen. Jene Ursachen der postnatalen Depression, die biologischen Ursprungs sind, sind teilweise nur mit Arzneimitteln behebbar. Damit Sie mich nicht mißverstehen: Es soll hier kein leichtfertiger Umgang mit Psychopharmaka propagiert werden. Ihre Anwendung verlangt eine genaueste Überprüfung. Ärzte, die entsprechende Präparate verschreiben, müssen viele Bedingungsfaktoren berücksichtigen: Krankengeschichte, Schweregrad der Depression, ein eventuelles Suizidrisiko, berufliche und soziale Beeinträchtigungen, Alter der betroffenen Person, Kooperationsbereitschaft der Patienten. Eine Behandlung mit Psychopharmaka bedeutet nicht, die sozialen und persönlichen Probleme einer Frau auszublenden. Es geht schlichtweg darum, eine rationale und unmittelbare Übergangslösung zu finden, weil die Mutter in der Zwischenzeit mit ihrem Baby zurechtkommen muß. Die Einnahme von Medikamenten kann für einen bestimmten Zeitraum sehr wichtig und sinnvoll sein, da dadurch die Selbstheilungskräfte stimuliert werden können, die bei der Bewältigung der postnatalen Probleme dringend vonnöten sind. Eine medikamentöse Therapie empfiehlt sich nicht zuletzt auch deswegen, weil alle anderen Methoden etwas längere Zeit in Anspruch nehmen und jede Abkürzung der depressiven Phase für die Mutter-Kind-Beziehung erstrebenswert ist. Medikamente sind keine Wunderpillen, sie machen aber manches ein wenig besser.

Die Behandlung durch Psychopharmaka bedeutet nicht, der Psychotherapie eine Absage zu erteilen. Es geht nicht um eine Entweder/Oder-Entscheidung. Ein „integriertes Therapiekonzept" ist gerade bei der postnatalen Depression anzuwenden: Wenn die Einnahme von Medikamente angezeigt ist, bedarf es gleichzeitig der Psychotherapie und eventuell anderer Begleittherapien. Angenommen, das biochemische Ungleichgewicht im Gehirn ist unter anderem durch seelische Streßfaktoren bedingt. Dann mögen zwar Medikamente eine kurzfristige Hilfe darstellen, aber sie beseitigen nicht die Ursache, die weiterhin wirksam ist. Es kann ein Teufelskreis entstehen.

Es gibt einige Symptome, die besonders gut auf Medikation anzusprechen scheinen: Schlafstörungen, Müdigkeit, Ruhelosigkeit, Panikattacken, Stimmungsschwankungen, Veränderungen im Appetit, sexuelles Desinteresse, Zwangsgedanken, psychotische Symptome, Konzentrationsschwierigkeiten und Vergeßlichkeit. Viele dieser Symptome können manchmal mit biochemischen Störungen in Zusammenhang gebracht werden, was ihre Ansprache auf Medikamente erklärt. Daneben gibt es einige postnatale Reaktionsweisen, für die eine medikamentöse Therapie absolut unvermeidbar ist. Als erstes ist die Wochenbettpsychose zu nennen. Wenn eine Person psychotisch reagiert (Halluzinationen, Wahnvorstellungen, andere Realitätsverluste), liegt eine klare biochemische Veränderung für ihre Symptomatik vor. Die Gabe von Medikamenten erlaubt keinerlei Aufschub, um das Leben von Mutter und Kind nicht zu gefährden. Ähnliches gilt für die postnatale Manie. Auch hier ist von einer veränderten biochemischen Grundlage auszugehen, die die Symptome hervorruft, wie extreme Unruhe, geringes Schlafbedürfnis, der Drang, ständig neue Aufgaben in Angriff zu nehmen, ohne je eine zu Ende zu führen. Frauen mit psychotischen und/oder manischen Symptomen brauchen dringen medizinische Hilfe. Auch bei schweren postnatalen Depressionsformen, wo z.B. Suizidgedanken auftauchen, kommt frau nicht an der Einnahme von Medikamenten vorbei. Die Professoren Greist und Jefferson verweisen auf Untersuchungen, die ergaben, daß „eine Kombination von medikamentöser und psychotherapeutischer Behandlung bei Depressionen mittlerer Ausprägung eine bessere Wirkung erzielt als jede dieser Behandlungsmethoden für sich allein."[23]

Wenn eine medikamentöse Behandlung in Betracht kommt, richtet sich die Wahl der Arzneien nach der Symptomatik. Bei Depressionen werden vorrangig zwei Hauptgruppen von antidepressiven Medikamenten eingesetzt: die sogenannten trizyklischen Antidepressiva und die MAO-Hemmer (Monoaminoxidasehemmer). Die Frage, auf welche der beiden Gruppen Frauen mit postnataler Depression besser ansprechen, ist noch nicht ganz geklärt. Untersuchungen dazu sind im Gange. Fachleute, die die postnatale Depression als atypisch einstufen, weil sie sich in ihrem Erscheinungsbild von den klassischen Depressionsformen abhebt, ziehen meist die MAO-Blocker den trizyklischen Antidepressiva vor. Sie sehen den Vorteil darin, daß sie nicht müde machen (die Müdigkeit ist ein Grundproblem bei Frauen mit PND), wie dies bei den anderen Antidepressiva der Fall sein kann, und daß die Wirkung schon nach vier bis sechs Tagen eintritt (bei Antidepressiva erst nach zwei Wochen). Trotz ihrer guten Wirksamkeit ist bei der Einnahme von MAO-Hemmern Vorsicht geboten, da für die Dauer der Behandlung auf bestimmte Nahrungsmittel strikt verzichtet werden muß. Außerdem dürfen sie nicht in Verbindung mit Antidepressiva eingenommen werden.

Entgegen aller Vorurteile und Gerüchte machen Antidepressiva nicht süchtig. Es sind keine Drogen oder Aufputschmittel.

Das größere Problem bei Antidepressiva liegt in ihren Nebenwirkungen. Wenn Medikamente unumgänglich sind, ist es leider so, daß einige Nebenwirkungen in Kauf genommen werden müssen. Oft lassen diese auch etwas nach, wenn sich der Körper daran gewöhnt hat. Als Grundprinzip eines jeden guten Arztes sollte gelten, den Nutzen so groß wie möglich und den Schaden so gering wie möglich zu halten.

Die Gefahr einer Abhängigkeitsentwicklung besteht bei Tranquilizern (Beruhigungsmittel) und Hypnotika (Schlafmittel). Ihre Anwendung ist von Fall zu Fall zu überprüfen.

Wenn Medikamente nicht wirken, können eine nicht ausreichende Dosierung oder eine zu kurzfristige Behandlung die Ursachen für das Mißlingen sein. Oft dauert es auch einige Wochen, bevor eine bemerkenswerte Besserung erzielt wird. Da die Wirkungsweise eines bestimmten Medikaments nicht im Vorfeld hundertprozentig abgecheckt werden kann (jeder Organismus reagiert anders), ist manchesmal ein Probieren nicht zu vermeiden. Häufig ist für die Bekämpfung postnataler Symptome eine Kombination bestimmter Präparate sehr effektiv.

Zur Frage der Medikamente gilt im allgemeinen, daß sie nicht die Antwort für jede Mutter darstellen. Sie beseitigen nicht die Notwendigkeit, Veränderungen im Leben zu treffen. Wenn nicht ein absolutes „Muß" für eine medikamentöse Therapie vorliegt (wie z.B. bei schweren Depressionen und Psychosen), sollte die Gabe von Medikamenten in Zusammenarbeit mit dem Arzt sorgfältig überlegt werden. Viele Fachleute greifen zu schnell zu diesem Mittel, ohne vorher andere Wege versucht zu haben. Oder sie vernachlässigen neben der Verordnung von Psychopharmaka die seelische Unterstützung.

Der Vollständigkeit halber möchte ich noch auf eine Behandlungsform hinweisen, die durch ihr historisches Erbe sehr in Verruf geraten ist, aber für die Behandlung von schweren Depressionen und Psychosen eine wirkungsvolle Variante darstellt, wie es neuere Untersuchungen belegen. Es handelt sich um die Elektrokrampf- oder „Elektroschock"-Therapie. Dieses Verfahren wirkt schnell und erzielt eine höhere Erfolgsquote als andere Behandlungsmethoden. Die EKT wird vornehmlich im anglophonen Raum häufiger als bei uns dann eingesetzt, wenn ein depressiv kranker Mensch bereits mehrere Selbstmordversuche hinter sich hat oder wenn keine Medikation zum Ziel geführt hat.

Entgegen weitverbreiteten Ansichten über dauerhafte Merkfähigkeits- und Gedächtnisstörungen, konnten in neuropsychologischen Untersuchungen keine bleibenden Auswirkungen auf das Erinnerungs- und Merkvermögen nachgewiesen werden. Dennoch müssen vorübergehende und kurzweilige Beeinträchtigungen des Gedächtnisses hingenommen werden. Die Elektrokrampftherapie setzt hochqualifiziertes Personal voraus. Ist diese Voraussetzung gegeben, kann sie lebensrettend sein.

Medikamente und Stillen

Grundsätzlich gilt: Das Stillen ist mit vielen Medikamenten nicht vereinbar. Das Kind trinkt mit. Rückstände von Psychopharmaka gelangen in mehr oder weniger hoher Konzentration in die Muttermilch. Bevor Sie zu Medikamenten übergehen, sollten alternative Behandlungsmethoden in Betracht gezogen werden. Denn die Gabe von Medikamenten bedeutet in den meisten Fällen, daß Sie abstillen müssen. Das Stillen ist für Mutter und Kind aus biologischen und psychologischen Gründen wichtig. Andererseits können Medikamente zu einer schnelleren Genesung beitragen. Beide Tatsachen müssen sorgfältig gegeneinander aufgewogen werden. Medikamente sollten nur dann genommen werden, wenn es der einzige Ausweg oder der Weisheit letzter Schluß ist. Die Entscheidung zwischen Medikamenten und Abstillen darf nicht übereilt getroffen werden. Das Für und Wider muß mit den behandelnden Fachleuten wie auch mit dem Partner sorgfältig diskutiert werden.

In den letzten Jahren haben neuere Untersuchungen ergeben, daß *einige* Psychopharmaka auch während des Stillens verabreicht werden können. Vielversprechende Resultate konnten bereits erzielt werden. Die Marcé-Gesellschaft hat eine breitangelegte Studie in Gang gesetzt über die Verträglichkeit bestimmter Medikamente mit dem Stillen. Dabei wird darauf hingewiesen, daß eine phasenweise Kontrolle der Muttermilch wie auch kontrollierende Bluttests beim Kind als Vorsichtsmaßnahmen absolut erforderlich sind. Die Entscheidung für ein „Sowohl-als-auch" (Stillen und Medikamente) ist keine leichte, zumal erst seit 1989 Untersuchungen über ihre Vereinbarkeit laufen und Langzeit-Prognosen bezüglich der Auswirkungen noch fehlen.

Trotzdem sollte die Gabe von Medikamenten während des Stillens von Fall zu Fall in Betracht gezogen werden. Wenn eine Mutter Medikamente benötigt und ihr zum vorzeitigen Abstillen geraten wird, kann sich eine Depression unter Umständen noch verschlimmern, weil das frühe Abstillen schwere Schuldgefühle hervorrufen kann. In seiner Untersuchung über die Mutter-Kind-Behandlung in der Psychiatrie schildert Dr. Hans-Peter Hartmann den Fall einer Frau mit psychotischem Krankheitsbild, die unter zunehmenden wahnhaften Vergiftungs- und Versagungsängsten sowie Schuldgefühlen litt. Das nach einer notwendig gewordenen Medikamentengabe erfolgte Abstillen bestätigte die Mutter noch darin, daß sie nichts Gutes zu geben vermag. „Um solchen Entwicklungen wie hier beschrieben vorzubeugen, ist es wichtig zu betonen, daß mit üblichen Psychopharmaka für die verschiedensten Krankheitsbilder eine rationale Therapie möglich ist, ohne zum Abstillen raten zu müssen", äußert sich Hartmann.[24]

Die Hormonbehandlung

Wie oben im Kapitel II bereits erläutert worden ist, ist das besondere Kennzeichen der postnatalen Depression die Beteiligung hormoneller Faktoren. Hierin unterscheidet sie sich von den klassischen Depressionen, die zu anderen Lebenszeiten auftreten, abgesehen von depressiven Zuständen, die mit der Pubertät und Menopause zusammenhängen. Die Pubertät, die Geburt eines Kindes und das Klimakterium (Wechseljahre) sind Zeiten einer enormen psychologischen, sozialen und physiologischen Umwälzung, in denen Frauen besonders anfällig für Zusammenbrüche und Depressionen sind. Daneben bildet das Prämenstruum eine kontinuierliche Linie zwischen Pubertät und Menopause. Viele Frauen leiden am prämenstruellen Syndrom. Insgesamt kommt man nicht umhin, in den für Frauen kritischen Phasen eine Beteiligung hormoneller Mechanismen zugrundezulegen.

In der Frage der Behandlung der postnatalen Depression existiert eine große Kontroverse um Hormongaben, insbesondere Progesteron und Östrogen. Dr. Katharina Dalton aus England gilt als führende Kapazität in der Anwendung von Progesteron sowohl beim prämenstruellen Syndrom als auch bei der postnatalen Depression. Die Endokrinologin ist davon überzeugt, daß die PND durch die Anpassungsprobleme einiger Frauen an den rapiden Abfall von Progesteron nach der Entbindung hervorgerufen wird. Aus diesem Grund könne die postnatale Depression sehr wirksam mit Progesteron behandelt werden, um den drastischen Absturz von Progesteron nach der Niederkunft aufzufangen.

Es muß an dieser Stelle ausdrücklich betont werden, daß Dr. Dalton jenes Progesteron verwendet, welches ein *natürliches* Hormon ist und sich in seiner Wirkungsweise von Progestogenen unterscheidet, die *synthetische* Hormone sind. Dieser bedeutsame Unterschied wird von vielen Ärzten nicht richtig wahrgenommen. Obwohl Dr. Dalton mit ihrer Behandlungspraxis eindeutige Erfolge erzielt, hat sich diese Methode noch nicht durchgesetzt. In diesem

Zusammenhang weisen z.B. Dunnewold und Sanford daraufhin, daß – wie sie beobachten konnten – zahlreiche Frauen von der Progesteron-Therapie profitierten. Eine Anwendung von Fall zu Fall müsse in Betracht gezogen werden.[25]

In Deutschland ist die Progesteron-Therapie kaum bekannt. Frauen, die gerne auf diese Möglichkeit zurückgreifen möchten, sehen sich vielen Widerständen ärztlicherseits ausgesetzt. Dabei sind die Vorteile einer Progesteron-Behandlung nicht zu übersehen: Sie beeinträchtigt vor allem nicht das Stillen, es treten keine gravierenden Nebenwirkungen auf und es kommt zu keiner Wechselwirkung mit anderen Medikamenten. In einigen Fällen sind jedoch Unverträglichkeitsreaktionen beobachtet worden. Gerade die Tatsache, daß das natürliche Progesteron keinen Einfluß auf das Stillen hat, sollte seine Bedeutung im Rahmen einer Behandlung von PND für die Zukunft unterstreichen. Aber auch hier gilt: Hormone sind nicht die Antwort für jede Frau, wenn die Depression bereits ausgebrochen ist. Es muß individuell geklärt werden, ob eine Behandlung mit Progesteron im nachhinein sinnvoll erscheint. Aber um das überhaupt leisten zu können, sollte bei Frauen mit PND die Überprüfung des Hormon-Status zur ärztlichen Routine gehören. Der Schwerpunkt der Progesteron-Therapie von Dalton liegt eindeutig in der Prävention. Eine vorbeugende Progesteron-Gabe ist wesentlich effektiver und greift schneller (Näheres dazu S. 166).

Fachleute empfehlen, während einer bestehenden Depression auf die Pille zu verzichten, da das darin enthaltene *synthetische* Progesteron Depressionen sowohl hervorrufen als auch verstärken kann. Das kann unter anderem auch der Grund dafür sein, warum Frauen, die am prämenstruellen Syndrom leiden, durch die Pille depressiv, reizbar und lethargisch werden.

In den letzten Jahren gibt es Untersuchungen in England und in den U.S.A., die die Anwendbarkeit von Östrogen überprüfen. Hier sind bereits einige vielversprechende Resultate erzielt worden, die zukunftsweisend sein könnten.

Was kann die Naturheilkunde leisten?

Im Kapitel III wurde beschrieben, daß nicht allein ein bestimmter Mangel an Hormonen die Psyche beeinflußt, sondern auch bereits hormonelle Schwankungen bzw. Funktionsstörungen. Es stellt sich jetzt für Sie die Frage, wie Sie herausfinden können, ob eine derartige Funktionsstörung vorliegt und auf welche Weise sie sich behandeln läßt. Was die Naturheilkunde insgesamt zu leisten vermag, erläutert Marie-Elisabeth Fritze, Heilpraktikerin in Hamburg:

Die Naturheilkunde sieht im Menschen eine körperlich-geistig-seelische Einheit, ein lebendiges Gesamtgefüge, das als Ganzes mehr ist als die Summe seiner Einzelteile. Dementsprechend begreift sie jede Befindlichkeitsstörung, gleich welcher Art, Lokalisation oder welchen Schweregrads, als ein den Menschen in seiner Ganzheit betreffendes und anrührendes Geschehen. Für die körperliche Untersuchung hormoneller Funktionsstörungen heißt das konkret: Kein Naturheilkundler wird sich lediglich auf die Absicherung dieser Verdachtsdiagnose beschränken. Er wird darüber hinaus auch alle anderen Körperfunktionen überprüfen und so eine Gesamtschau der augenblicklichen physischen Verfassung ermöglichen. Und er wird sich lange und ausführlich mit dem Patienten unterhalten, wird nach seiner Vorgeschichte, nach seinen Lebensumständen fragen. Liegt ein Hormonstatus bereits vor und hat sich keine Abweichung von der Norm ergeben, dann wird sich der Naturheilkundler auch der Tatsache bewußt bleiben, daß Normen von Menschen geschaffen wurden, um Durchschnittswerte festzulegen. Sie werden und wurden immer wieder verändert und neu angepaßt, sind also kein wirklich objektiver, sondern ein relativer Bezugsrahmen. Physische und psychische Symptome einer Patientin mit Testwerten im unteren Bereich der Norm werden z. B. nachvollziehbar, wenn ihr individueller gesunder Zustand sie am oberen Skalenende angesiedelt hätte.

Auch müssen sich offizielle und individuelle Norm nicht unbedingt decken. Wir alle kennen doch Fälle von Frauen, die glaubten, auf Grund ihres Hormonstandes niemals schwanger werden zu können, und die doch ohne alle Behandlung Kinder bekamen, zu ihrer und ihrer Ärzte großer Überraschung.

Ein Naturheilkundler wird also vorhandene Befunde mit wachen und nachdenklichen Augen betrachten, ehe er sich auf die besondere Qualität seines Bereiches konzentriert: auf die Aufdeckung und Behandlung funktioneller Störungen.

Aufgabe der Naturheilkunde ist es also, Impulse zur Selbstregulation, zur Selbstheilung zu vermitteln. Liegt eine funktionelle Störung vor, dann sind die naturheilkundlichen Therapien in der Lage, eben diese Art der Unterstützung zu gewährleisten. Es existieren eine ganze Reihe hervorragend zusammengesetzter homöopathi-

scher und pflanzlicher Mittel, die auf das weibliche Endokrinum einwirken und sich gut miteinander kombinieren lassen. Ich will keine einzelnen Mittel nennen. Postnatale Depressionen erfordern einen kompetenten Therapeuten. Homöopathie und auch Phytotherapie (Pflanzenheilkunde) wollen erlernt sein. Von Selbstmedikation in diesem Bereich rate ich ab.

Günstig wirken Vitamine des B-Komplexes, Provitamin A, C und E, sowie die Mineralien Magnesium und Selen.

Es hat sich herumgesprochen, daß Präparate aus den Pflanzen ‚agnus castus' (Mönchspfeffer) und ‚cimifuga' (Traubensilberkerze) zur Behandlung hormoneller Störungen herangezogen werden. Zur Therapie der PND reichen diese Mittel allein nicht aus. Die PND erfordert ein breit gefächertes, komplexes Therapieprogramm über einen längeren Zeitraum. Hormonelle Schwankungen im Zusammenhang mit postnatalen Depressionen sind hartnäckig und neigen zu Rückfällen, wenn die Therapie zu früh abgebrochen wird.

Wenn es den Frauen also schon wieder ganz gut geht und ihre Behandlerin dennoch darauf besteht, daß sie alle ihre Medikamente unvermindert weiter einnehmen, sollten sie auf sie hören. Frauen müssen damit rechnen, daß ihr Hormonsystem etwa ein Jahr braucht, bis es aus sich selbst heraus und ohne Einbrüche stabil zu funktionieren in der Lage ist. Manche Frauen benötigen vorübergehende Hormonsubstitution. In diesen Fällen ist eine naturheilkundliche Begleitbehandlung möglich und empfehlenswert.

Naturheilkunde arbeitet mit dem Organismus, nicht gegen ihn. Sie unterstützt den jedem Lebewesen eingeborenen Drang, sich aus sich selbst heraus zu regulieren und zu balancieren. Heilen ist etwas Natürliches, nichts, was von außen aufgezwungen oder abgerungen werden müßte. Das zu wissen macht allein schon einen großen Unterschied.

Die Wirksamkeit einer naturheilkundlichen Behandlung parallel zu einer Behandlung mit Antidepressiva hängt von der Art des verwendeten Psychopharmakons ab, von der Länge der bereits verstrichenen Einnahmezeit, der Dosierungshöhe und auch der Anzahl eventuell miteinander kombinierter Präparate. Je weniger Präparate, je niedriger dosiert, je kürzer eingenommen, umso besser und schneller greift die Wirkung naturheilkundlicher Maßnahmen. Ein Versuch lohnt sich immer.

Die psychische Befindlichkeit läßt sich mit naturheilkundlichen Mitteln sehr wirkungsvoll unterstützen. Es gibt ausgezeichnete homöopathische und auch pflanzliche Mittel, allen voran und sicher am bekanntesten die Johanniskrautpräparate. Aber es gibt zu akzeptierende Grenzen für das, was naturheilkundlich auffangbar ist. Schwerste Depressionen oder gar Psychosen sind mit unseren Mitteln und in offener Praxis nicht zu behandeln.

Für die Behandlung von Depressionen stehen zur Zeit Vitamin B6-Gaben als Begleitmittel in Diskussion. Dieses Vitamin spielt bei der Synthese der Neurotransmitter eine große Rolle und wirkt einem Mangel bei der Serotoninaufnahme entgegen. Allerdings gibt es noch keine eindeutigen Forschungsergebnisse. In einigen Fällen kann ein Vitamin B6-Mangel bei der Entstehung von Depressionen beteiligt sein, und zwar besonders bei Frauen, die die Pille nehmen. Auch ein Vitamin B12-Mangel, der eine schwere Blutarmut verursachen kann, könnte bei der Depression eine Rolle spielen.

Manche Fachleute empfehlen die Einnahme von Vitamin B6 als milde Variante, wenn die Depression hauptsächlich vor und während der Menstruation auftritt.

Die stationäre Mutter-Kind-Aufnahme

Wenn Frauen nach der Geburt eines Kindes unter sehr schweren Depressionen oder Psychosen leiden, ist oftmals ein Aufenthalt in einer psychiatrischen Klinik nicht zu umgehen. Die klinische Unterbringung ist dann angezeigt, wenn Frauen Selbstmordabsichten oder Infantizidgedanken haben, oder wenn sie sich nicht in der Lage fühlen, das Kind zu versorgen. Eine Rund-Um-die-Uhr-Betreuung bzw. Überwachung ist häufig zu Hause nicht möglich.

Im besten Fall bietet die psychiatrische Klinik den Schutzraum, der eine Atempause ermöglicht, um nachzudenken. Im schlimmsten Fall ist es eine Erfahrung, die zutiefst erschreckt und das Leiden vertieft. Das steht und fällt mit den Bezugspersonen (behandelnde Ärzte, Pflegepersonal).

Wenn eine Frau stationär aufgenommen werden muß, weil keine andere Alternative besteht, bedeutet das meist gleichzeitig die Trennung von Mutter und Kind – zumindest in Deutschland.

„Der Neurologe wollte mich sofort in die geschlossene Abteilung des Bezirkskrankenhauses L. einliefern, da ich auf seine Frage, ob ich an Selbstmord denken würde, antwortete, daß diese Selbstmordgedanken der Grund seien, weshalb ich bei ihm sei und Hilfe wünsche. Er meinte, ich müsse für ca. drei Monate ins Krankenhaus. Auf meine

Frage, was dann mit meinem Kind werden solle, meinte er, daß mein Mann ja zu Hause bleiben könne. Ich erwiderte, daß mein Mann unseren Unterhalt verdiene, und daß das unter keinen Umständen klappen könne. Außerdem sei ich zu ihm gekommen, um eine Möglichkeit zu finden, meine Probleme zu lösen und nicht, um neue zu bekommen. Das interessierte ihn aber wohl weniger." *(Michaela)*

Um solchen Entwicklungen vorzubeugen, stellt das „Rooming-In" von Mutter und Kind in psychiatrischen Kliniken eine gute Variante dar. Leider ist das in Deutschland zur Zeit nur begrenzt möglich.

Dr. H.-P. Hartmann äußert sich zu diesem Sachverhalt in seiner Studie folgendermaßen:

> „Es mangelt in Deutschland insbesondere an Möglichkeiten zur Durchführung von Mutter-Säuglingstherapien. Eine wichtige Voraussetzung solcher Behandlungen ist die stationäre gemeinsame Aufnahme von Mutter und Kind in psychiatrischen (aber auch psychotherapeutischen oder psychosomatischen) Kliniken. Während in England (Cassel Hospital London) bereits 1948 solche gemeinsamen Behandlungen ermöglicht wurden, findet sich im deutschen Sprachraum hierzu lediglich eine einzige Publikation von Hartmann, auch als Hinweis auf die geringe Verbreitung und den großen Widerstand gegen solche gemeinsamen Behandlungsangebote (...) Dagegen gibt es in England mittlerweile sogar Lehrstühle für perinatale Psychiatrie und eine Übersicht einschlägiger Behandlungseinrichtungen in 201 Gesundheitsamtsbezirken in England und Wales ergab bei 20 Prozent spezialisierte Mutter-Kind-Behandlungseinheiten und bei knapp 50 Prozent Aufnahmemöglichkeiten für Mutter und Kind auf allgemein-psychiatrischen Stationen. Nur in 10 Prozent der Bezirke war keine der beiden Möglichkeiten gegeben (...) Nach einer Übersicht von Aston wurden 1987 in 147 von 305 psychiatrischen Krankenhäusern Mutter-Kind-Aufnahmen angeboten (...) In den U.S.A. begann man mit der gemeinsamen Aufnahme von Mutter und Kind in der Psychiatrie 1963, in Kanada 1967. In Frankreich sind etwa seit den sechziger Jahren vereinzelt Mutter-Kind-Behandlungen in der Psychiatrie möglich.
>
> In Deutschland hat sich bisher diese Behandlungsform nicht durchsetzen können. Außer bei Hartmann in Göttingen (elf Fälle) sind noch in Berlin (35 Fälle in neun Jahren) in größerem

Umfang Erfahrungen mit der Mutter-Kind-Behandlung in der Psychiatrie gemacht worden."[26]

In Berlin nimmt die Psychiatrische Klinik (der FU Berlin) seit knapp neun Jahren psychisch erkrankte Mütter mit Kind auf ihren Stationen auf. Oberärztin Dr. Doris Bolk-Weischedel und Oberschwester Ursula Handke über ihre Erfahrungen:

Worin besteht der Sinn und Nutzen einer gemeinsamen stationären Aufnahme von Mutter und Kind?

Dr. Bolk-Weischedel: Der große Vorteil liegt darin, daß eine Mutter im Kontakt mit ihrem Kind bleibt und die notwendige Bindung von Anfang an, wenn auch durch die Erkrankung eingeschränkt, wachsen und sich entwickeln kann. Werden Mutter und Kind getrennt, können Schuldgefühle entstehen, die einer schnelleren Genesung entgegenwirken. In der Klinik – zusammen mit ihrem Kind – unterliegt eine Mutter zudem nicht diesem Zeitdruck, sich möglichst schnell erholen zu müssen, um wieder vollkommen für das Kind da zu sein. Hinzu kommt, daß eine Mutter unter Umständen ihr Leben lang unter Schuldgefühlen leidet, weil ihr das erste halbe Jahr in der Entwicklung ihres Kindes fehlt. Viele Mütter, die aufgrund einer Behandlung von ihrem Kind getrennt worden sind, empfinden das Fehlen des Frühkontakts als einen schmerzlichen Verlust.

Wie sieht das Mutter-Kind-Konzept in Ihrer Klinik aus?

Dr. Bolk-Weischedel: Zunächst möchte ich dazu sagen, daß wir in einem ersten Versuch 1987 damit begonnen haben. Allerdings wurde die Möglichkeit der Mutter-Kind-Aufnahme nicht sehr publik. Die Weitergabe der Information darüber basierte mehr auf Zufälligkeiten. Inzwischen bewegen wir uns auf das 40ste Kind in den Jahren zu.

Unser Konzept sieht so aus, daß wir die kranken Wöchnerinnen aufnehmen wie andere psychiatrisch behandlungsbedürftige Patienten. Und das besondere an dem Angebot besteht darin, daß wir anbieten können, das Baby mitzubringen. In diesem Fall erhalten Mutter und Kind ein Einzelzimmer, was ansonsten weniger üblich ist. Je nach Gesundheitszustand der Mutter springt das Pflegepersonal bei der Babyversorgung ein. Wir tragen dafür Sorge, daß die Mutter entlastet wird, soweit sie es braucht. Insgesamt läuft ein ganz normaler Stationsbetrieb ab, wo Frauen wie Männer untergebracht sind, und die Mutter mit ihrem Baby bildet eigentlich mehr die Ausnahme. Das Baby wird in die Station integriert, im Prinzip wie in einer großen Familie mit Tanten und Onkeln. In England und Holland gibt es Stationen, auf die nur Mütter mit Babys kommen. Das ist ein ganz anderes Konzept.

Unser Betrieb läuft mehr so ab, daß wir mit unserem normalen Versorgungspotential das Baby mitbetreuen. Das heißt, die dadurch zusätzlich anfallenden Aufgaben trägt unser gesamtes Pflegepersonal. Die üblichen Vorsorgeuntersuchungen für das Kind laufen außerhalb der Klinik ab. Die Mutter geht entweder allein, wenn sie dazu in der Lage ist, oder in Begleitung mit dem Baby zum Kinderarzt.

Ursula Handke: Wir versuchen selbstverständlich den Müttern nahezubringen, auch mal Verantwortung abzugeben, was vielen Frauen sehr schwer fällt. Wir machen der Mutter z.B das Angebot, ihr Kind manchmal über Nacht bei uns im Dienstzimmer zu lassen, damit sie mal wieder so richtig ausschlafen kann. Unsere Mutter, die zur Zeit bei uns ist, war anfänglich total verängstigt und verspannt. Sie konnte nichts abgeben, obwohl sie es dringend nötig hatte. Das zeigte mir, welchen Druck sie zu Hause ausgesetzt gewesen sein mußte, wenn ihr das Loslassen nicht einmal hier richtig gelang. Mittlerweile hat sie Vertrauen gewonnen und gibt mir ihre kleine Tochter, wenn sie Ruhe braucht oder an den anderen Therapieangeboten teilnimmt. Oder sie fragt, wenn sie Unterstützung bei der Baby-Pflege braucht.

Wie reagieren die anderen Patienten auf die Anwesenheit eines Kleinkindes?

Ursula Handke: Es ist wirklich wie in einer großen Familie. Unsere Mutter mußte z.B. heute morgen zu einer Untersuchung. Zunächst habe ich die Kleine versorgt, dann mußte ich an den Schreibtisch. Da kamen zwei andere Patientinnen und meinten: ‚Ach, wir fahren die Kleine jetzt ein bißchen den Flur auf und ab. Wir brauchen sowieso etwas Bewegung.'

Sie bemühten sich so liebevoll wie Tanten und Omas. Dann haben wir eine anonyme Umfrage gestartet, weil ein männlicher Kollege der Meinung war, daß die anderen Patienten zu kurz kommen würden. Das Ergebnis dieser Umfrage war, daß alle es als erfrischend und belebend empfanden, ein Kleinkind auf der Station zu haben. Ich denke, es präsentiert ein Stück heile Welt.

Der Umgang mit vielen Menschen, das heißt Pflegepersonal und Mitpatienten, wirkt sich auch positiv auf das Kind aus. Ich habe den

Eindruck, daß unsere Babys einfach zufrieden und aufgeschlossen sind, sie strahlen oft. Da die Zuwendung durch die Mutter krankheitsbedingt teilweise eingeschränkt ist, holen sich unsere Babys den Ausgleich durch die anderen Anwesenden, die sich ständig um sie bemühen. Mich hat auch persönlich immer fasziniert, daß keines unserer Kinder je an gesundheitlichen Problemen litt, z.B. keine Koliken, keine Erkältungskrankheiten u.a. Abgesehen von den üblichen Routineuntersuchungen brauchten wir nie zum Kinderarzt.

Gibt es Einschränkungen in der stationären Aufnahme von Mutter und Kind?

Dr. Bolk-Weischedel: Zu der Frage der Reaktion der Mitpatienten möchte ich noch anmerken, daß Mutter und Kind auf einer offenen Station untergebracht werden, so daß keine Berührung mit Schwerstkranken (z.B. Manikern) entsteht. Ansonsten ergeben sich z.B. dann Einschränkungen, wenn wir personell unterbesetzt sind, so daß im Moment die Pflege des Kindes nicht gewährleistet ist. Allerdings ist dies bislang kaum vorgekommen. Ein größeres Problem stellt sich, wenn das Kind bereits älter ist. Leider ist es so, daß wir Kinder, die über sieben, acht Monate alt sind, nicht mehr aufnehmen können. Da sich diese Kinder im Krabbel-Alter befinden und wir kein spezielles Kinderzimmer haben, reicht unsere Versorgungskapazität nicht aus. Für gewöhnlich kommen allerdings Kinder im jungen Babyalter zu uns. Wir führen dann mit der betroffenen Frau bzw. den Eltern Vorgespräche. Anschließend sprechen wir die Aufnahme mit dem Personal ab, das informiert sein muß, ob vom Dienstplan her das ‚Rooming-In' ermöglicht werden kann.

4. Vorbeugung ist möglich

Wenn Sie sich ein Kind wünschen oder bereits schwanger sind, wird sich Ihr Interesse vorherrschend auf alle Aspekte richten, die mit der Ankunft des kleinen Neuankömmlings verbunden sind (z.B. Kinderzimmer einrichten, Baby-Wäsche, Neuanschaffungen, Fragen der Erziehung etc.). Viele werdende Mütter bzw. Eltern leben auf den Tag X hin, gemäß dem Motto: „Wenn das Kind erst da ist, wird sich alles Weitere schon ergeben". Einerseits hat diese Einstellung durchaus ihre Berechtigung, denn nicht alles läßt sich im

Vorfeld regulieren und beeinflussen (z.B. Grad der Beanspruchung durch das Kind u.a.). Und dennoch gibt es einige wichtige Bereiche, die bereits in der pränatalen Phase Gegenstand Ihrer Vorbereitungen und Überlegungen sein sollten. Die Anwendung vorbeugender Strategien bedeutet nicht zwangsläufig, eine mögliche postnatale Krise komplett auszuschalten. Aber sie läßt sich auf diese Weise zumindest abschwächen und abkürzen.

Grundsätzlich gilt, daß Frauen, die bereits zu verschiedenen Zeitpunkten ihres Lebens unter depressiven Verstimmungen gelitten haben, oder die schon einmal eine postnatale Depression erfahren haben, mit einem erhöhten Risiko ausgestattet sind, postnatale Probleme zu entwickeln. Sie müssen unbedingt auf Maßnahmen der Prävention zurückgreifen. Dazu gehört vor allem die Vorabinformation für den behandelnden Gynäkologen wie auch die Bereitstellung psychologischer Hilfe. Damit sollte nicht gewartet werden, bis das Baby geboren ist. Die gleiche Herangehensweise ist auf Frauen übertragbar, die in der Schwangerschaft mit anhaltenden depressiven Verstimmungen oder Depressionen zu kämpfen haben. Die Entwicklung der weiteren Verfassung muß im Auge behalten werden.

Mit Herz und Verstand

Ihre Gedanken kreisen voller Vorfreude um das zu erwartende Baby. Haben Sie sich schon einmal überlegt, welchen Platz Sie in der neuen Familienkonstellation innehaben, abgesehen von der Rolle als nährende und liebende Mutter? Die eigene emotionale Seite, das „Und wo bleibe ich?" bleibt häufig ausgeklammert.

Dazu gehört auch, sich möglichst vor einer Schwangerschaft Gedanken darüber zu machen, warum und wann Sie ein Kind haben wollen. Im Zeitalter der Pille können wir in den meisten Fällen davon ausgehen, daß es sich um Wunschkinder handelt. Sicherlich ist ein Kind kein Rechenexempel. Dennoch scheint es angebracht, die Entscheidung für ein Kind nicht ausschließlich „aus dem Bauch heraus" zu fällen. Damit ist gemeint, bereits vor der Schwangerschaft bestimmte Punkte zu klären, die nach der Geburt des Kindes Ihr Leben nachhaltig beeinflussen werden: Trägt der Partner die Entscheidung mit? Entspringt der Kinderwunsch einem tiefen Bedürfnis oder sollen dadurch partnerschaftliche wie berufliche Konflikte gelöst werden? Erlauben die materiellen Verhältnisse (Kinder sind teuer!) den Familienzuwachs? Sind Sie bereit, für einen Großteil Ihres Lebens die Bürde der Verantwortung zu tragen? Wie läßt sich das Kind in das eigene Lebenskonzept integrieren (z.B. berufliche Vorstellungen)? Wie sieht die Rollen- bzw. Aufgabenverteilung zwischen Frau und Mann aus, wenn das Kind da ist? Das offene Gespräch mit dem Partner hilft, Klarheit zu schaffen und den Kinderwunsch auf eine solide Basis zu bringen – unabhängig davon, ob es sich um das erste oder jedes weitere Kind handelt.

„Inzwischen sind vier Jahre vergangen. Ich habe den Mut zu einem zweiten Kind gefunden, obwohl ich sehr große Angst vor der ersten Zeit hatte. Ich dachte auch lange, allen Frauen, die ein zweites Kind bekommen, ist eine Panne passiert, freiwillig begibt man sich nicht nochmal in so etwas. Unsere zweite Tochter kam zu Hause auf die Welt und anscheinend habe ich sehr von meinen Erfahrungen beim ersten Kind profitiert. So ruhig und friedlich wie die Geburt war, waren auch die folgenden Wochen. Das erwartete Tief blieb aus – Gott sei Dank!

Wir haben beim zweiten Mal einiges anders gemacht: Mein Mann hat sich vier Wochen freigenommen. Wir haben im voraus genau geplant, wer uns hilft: beim Kochen, Putzen, mit unserer großen Tochter. Wir ließen alles ganz gemächlich laufen. Besucher und Haushalt waren zweitrangig. Ich habe mir viel eher zugestanden, auch mal müde, wütend, traurig zu sein, ohne mir gleich Vorwürfe zu machen. Oder Angst zu haben, meine Kinder bekämen einen Knacks davon. Ich habe mir auch mehr Zeit für mich genommen. Schon in den Tagen nach der Geburt bin ich jeden Tag eine halbe Stunde alleine spazierengegangen. Ich habe mich bemüht, das nicht gleich wieder als egoistisch zu werten. Heute arbeite ich einen Tag pro Woche, besuche einen VHS-Kurs. Und ich lege mich einfach mal hin, wenn ich müde bin. Auch mit meinem Mann zusammen mache ich mehr. Und ich habe viele Kontakte, auch zu anderen Müttern. Ich weiß inzwischen, daß es neben pharmazeutischen und hormonellen Behandlungsmethoden bei der postnatalen Depression auch Hilfe durch Homöopathie und Bachblüten gibt. Würde mir heute wieder so etwas passieren, würde ich letztere zur Unterstützung anwenden. Auch den Weg zu einem guten Therapeuten würde ich in Betracht ziehen. Und zuletzt: Ich lasse mich in Sachen Erziehung nicht mehr so verunsichern und achte statt auf sogenannten „guten Rat“ und schlaue Bücher mehr auf mein Gefühl.“ (Angelika)

Wenn Sie schwanger sind (ob gewollt oder ungewollt), sollten folgende praktische Erwägungen und Maßnahmen der Vorbereitung auf die Geburt und das Leben danach dienen:

– Überlegen Sie mit Ihrem Mann, wie Sie den Alltag organisieren und gemeinsam bewältigen können (z. B. Einplanung von Freiräumen für beide, gemeinsame Aktivitäten u. a.). Um ausreichend Schlaf zu bekommen, kann erwogen werden, daß das Kind einmal am Tag das Fläschchen erhält, statt gestillt zu werden. Suchen Sie sich frühzeitig geeignete Betreuungsmöglichkeiten, um die eigenen Bedürfnisse wahrnehmen zu können.
– Bedenken Sie, welchen Stellenwert Sie der Berufstätigkeit beimessen. Wollen Sie Ihren Beruf aufgeben oder beibehalten? Diese Entscheidung muß sehr wohl durchdacht werden – unabhängig von gesellschaftlichen Wertvorstellungen. Egal wie Ihre Entscheidung ausfallen mag, sollten Sie sich Alternativen offen halten, um flexibel reagieren zu können, da sich das Leben mit einem Kind oft ganz anders gestaltet als geplant.
– Überlegen Sie, auf welche Formen der Unterstützung Sie in der Babypflege zurückgreifen können (Familie, Freunde).
– Es ist von Vorteil, wenn werdende Mütter das Gespräch mit Frauen suchen, die schon ein Kind haben, um aus deren Erfahrungen Nutzen ziehen zu können. Außerdem ist es nicht verkehrt, schon vorher den Umgang mit kleinen Kindern zu erproben.
– Denken Sie auch daran, zusätzliche Streßfaktoren, wie sie oben geschildert worden sind, möglichst zu vermeiden.
– Wenn der Geburt eines Kindes belastende Umstände vorausgegangen sind (wie z. B. Fehlgeburten, Abtreibungen, Krankheit oder Tod eines Menschen u. a.) und Sie das Gefühl haben, daß einer dieser Faktoren in psychische Probleme münden könnte, sollten Sie nicht davor zurückscheuen, rechtzeitig professionellen Beistand zu suchen.

Im weiteren Sinne gehören zu den vorbeugenden Maßnahmen auch die Vorbereitung auf die Geburt selbst. Damit die Geburt zumindest annähernd in Ihrem Sinne verläuft, sollten Sie sich die Entbindungsklinik sorgfältig ausuchen und den Arzt und die Hebamme um einen Gespächstermin bitten. Sie haben ein Recht darauf zu erfahren, ob routinemäßig folgende Praktiken angewandt werden: Verabreichung von Betäubungsmitteln, Ansetzung des Herzton-Wehenschreibers, Durchführung eines Dammschnittes.

Eine Geburt bedeutet körperliche Schwerstarbeit. Schmerzen wird jede Frau haben, die eine mehr, die andere weniger. Lassen Sie Ihren Gefühlen freien Lauf: Schreien, Fluchen, Verwünschungen, alles ist erlaubt. Gefühle und Gedanken in dem Moment kontrollieren zu wollen, würde bedeuten, daß Sie sich innerlich verkrampfen und anspannen. Wenn Sie Ihre Geburt als etwas Schreckliches erfahren haben, dann hilft im nachhinein nur eine Medizin: Reden! Lassen Sie nichts aus, beschönigen Sie nicht, seien Sie sich selbst und anderen gegenüber ehrlich. Die Verarbeitung muß von Anfang an laufen, sonst holt die Erinnerung Sie wieder ein.

Immer mehr Frauen empfinden die Geburt in einem High-Tech-Kreißsaal als psychische und physische Tortur. Es stellt sich in diesem Zusammenhang die Frage nach Alternativen. So sind z.B. in Holland Hausgeburten selbstverständlich, bei uns dagegen eine Rarität. Frauen, die nach ihrem ersten Kind unter Depressionen gelitten haben, entscheiden sich häufig dazu, das nächste Kind in vertrauter Atmosphäre zu Hause zur Welt zu bringen. Die Beweise häufen sich, daß das Wohlbefinden einer Frau wächst, wenn sie ihr Kind an einem Ort gebiert, der ihrem Einfluß untersteht. Wenn Sie sich für eine Hausgeburt entscheiden sollten, werden Sie von medizinischer Seite sehr viel Widerstand erfahren. Erkundigen Sie sich deshalb im Geburtsvorbereitungskurs nach Adressen von Hebammen und hausgeburts-freundlichen Ärzten. Anschriften freiberuflicher Hebammen vermittelt das örtliche Gesundheitsamt oder der Hebammenverband.

Wenn Frauen auf den Einsatz der Technik nicht verzichten möchten und andererseits die ersten Tage nach der Geburt nicht in einer fremden Umgebung bleiben möchten, bietet sich als Kompromiß die ambulante Geburt an, die immer mehr Anhängerinnen findet.

(Fragen rund um die Geburt werden in dem Buch „Wie und wo soll unser Baby zur Welt kommen?" von Margret Nußbaum ausführlich behandelt.)

Progesteron-Prophylaxe

Um insgesamt auf Schwangerschaft, Geburt und postnatale Phase gut vorbereitet zu sein, muß eine ausgewogene Ernährung sichergestellt werden. Mit Absprache Ihres behandelnden Arztes können

Vitamin- und Mineralstoffzugaben die Ernährung ergänzen. Auch die körperliche Betätigung darf nicht vernachlässigt werden. Je besser Ihre physische Verfassung ist, desto leichter werden Sie mit dem zu erwartenden physischen Streß fertig. Auch Ihr psychischer Zustand wird davon profitieren.

Um den durch die Geburt erzeugten drastischen Hormon-Abfall aufzufangen, besteht die Möglichkeit einer vorbeugenden Behandlung durch das natürliche Progesteron. Die Progesteron-Prophylaxe wird vor allem von Dr. K. Dalton (London) praktiziert. Diese Maßnahme bezieht sich besonders auf Frauen, die schon einmal an einer PND gelitten haben, auf jene Frauen, deren Schwester oder Mutter an einer PND litten, auf Frauen, die eine Sterilisation zum Zeitpunkt der Entbindung oder kurz danach planen und schließlich auf Frauen, die besonders stark unter dem prämenstruellen Syndrom leiden. In einer Untersuchung konnte Dalton nachweisen, daß bei 225 Frauen, die von einer nachgeburtlichen Depression und auch Psychose betroffen waren, eine vorbeugende Progesteron-Behandlung in 92 Prozent einen Rückfall verhinderte.[27] Die Progesteron-Gabe erfolgt unmittelbar nach der Niederkunft, direkt nach den Wehen und vor Ausbruch der Symptome. Nach Dalton läßt sich auch das prämenstruelle Syndrom erfolgreich mit Progesteron behandeln. In diesem Fall wird das Progesteron vom Eisprung bis zur Menstruation gegeben. Die Endokrinologin ist der Auffassung, daß nichts dagegen spricht, jede schwangere Frau mit Progesteron zu behandeln, wenn diese es wünscht.

Die gesellschaftliche Seite

Wenn die Anpassung an die Mutterrolle gelingen soll, müssen in erster Linie gesellschaftliche Grundlagen dafür gelegt werden. Wie es im ersten Kapitel erläutert worden ist, führt die Verklärung der Mutterschaft zu einer unrealistischen Erwartungshaltung, deren Scheitern vorprogrammiert ist. In der Folge suchen die betroffenen Frauen die Verantwortlichkeit bei sich. Um das Mutterbild zu entmystifizieren, bedarf es einer neuen objektiven Sichtweise. Die Gesellschaft muß anerkennen, daß die postnatale Phase für alle Frauen eine Zeit enormer physischer, emotionaler und sozialer Umwälzungen darstellt. Obwohl Kinder in vielerlei Hinsicht Freude bringen und bereichern, sind die damit verbundenen Veränderungen gewaltig. Eine ausbalancierte Einschätzung der Mutterrolle, die beide Seiten gleichermaßen berücksichtigt, kann Frauen helfen, mit den postnatalen Problemen besser fertig zu werden. Sie werden eher bereit sein, ihre Schwierigkeiten offenzulegen und um Unterstützung zu bitten.

Und schließlich muß die „Supermama" vom Korsett eng geschnürter Erwartungen befreit werden: die stets perfekte, allseits präsente, sich aufopfernde Mutter, die keine eigenen Bedürfnisse und keine negativen Gefühle kennt. Dabei sind Mütter doch auch nur Menschen.

Im Bereich der Prävention kommt meines Erachtens den Hebammen eine entscheidende Bedeutung zu, da sie jene Fachgruppe bilden, die vor und nach der Entbindung den engsten Kontakt zur Mutter hat. Die Aufgabe der Hebamme besteht in diesem Zusammenhang in ihrer diagnostischen Kompetenz, frühzeitig Symptome zu erkennen und einzuordnen (vgl. Näheres dazu S. 172).

Auf festen Säulen ...

In der Erfahrung der postnatalen Depression gibt es viele Gemeinsamkeiten und Ähnlichkeiten, aber auch ebensoviele Unterschiede und Abweichungen. Für die Bewältigung der Krise muß daher jede Frau ihren eigenen Weg gehen und von fachlicher Seite muß in der Frage der Behandlung jede Frau als Einzelfall gesehen werden. In diesem Sinne möchte ich für ein Offenlassen der Situation plädieren. Angesichts der Komplexität der PND ist einfach alles möglich. Alle verursachenden Faktoren müssen in Betracht gezogen und überprüft werden: die physischen wie die psychischen. Eine Vernachlässigung oder Bagatellisierung der einen wie der anderen Seite kann weitreichende Konsequenzen haben. Das Besondere an der PND ist, daß in relativ kurzer Zeit biologische wie seelische Elemente zusammenfließen und sich zu einem fest umrissenen Krankheitsbild bündeln.

Ich möchte Ihnen anhand des untenstehenden Säulenmodells schildern, wie ich mir den Weg aus der Krise nach der Geburt vorstelle: Den Sockel bzw. die Basis bilden Maßnahmen der Prävention, die das Abgleiten in eine tiefergehende Depression auffangen

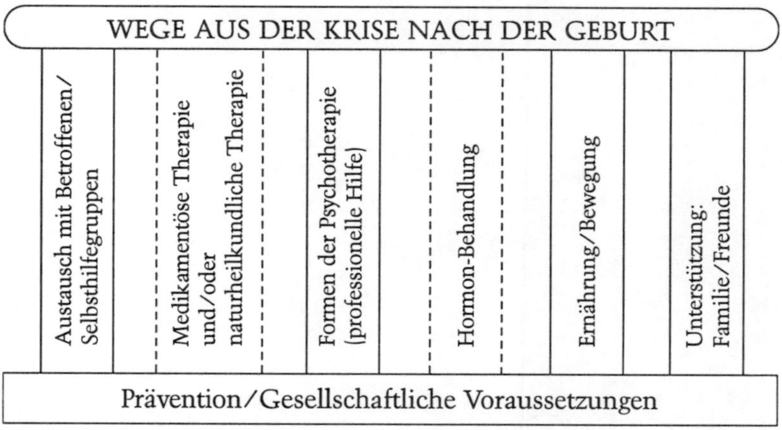

sollen. Auf diesem Sockel ruhen Grundpfeiler, die als stützende Säulen feste Bestandteile eines anzustrebenden Therapie-Plans möglichst für jede Frau sein sollten: Formen der Psychotherapie (frühzeitige professionelle Hilfe), Austausch mit anderen betroffenen Müttern bzw. Selbsthilfegruppen, Unterstützung durch Familie und Freunde, gute Ernährung und körperliche Bewegung. Die medikamentöse Therapie, die naturheilkundliche Therapie und die Hormon-Behandlung sind individuell verschieden anzuwenden. Sie richten sich nach Depressionstiefe (z.B. Medikamente), nach Vorlieben (z.B. Naturheilkunde) und nach Untersuchungsergebnissen (z.B. Hormon-Tests).

Grundsätzlich muß die Anwendbarkeit der letzten drei Behandlungsmethoden bei allen Frauen überprüft und besprochen werden. Dies stellt die Voraussetzung dar, um überhaupt eine auf den Einzelfall abgestimmte Entscheidung treffen zu können. Das schlichte Säulenmodell bringt zum Ausdruck, daß der Weg aus der Krise grundlegende und stützende Elemente enthalten sollte, die in verschiedenen parallel anzusteuernden Bahnen verlaufen, um die Erfolgsaussichten zu optimieren.

Teil V
Es gibt noch viel zu tun

„Wie beurteile ich die postnatale Depression im nachhinein? Ich habe mich in dieser Zeit sehr allein gefühlt, wirkliche Unterstützung hatte ich nur durch meinen Mann. Bedrückend empfinde ich es, daß in der Öffentlichkeit die postnatale Depression mehr oder weniger totgeschwiegen wird. Dabei tut Aufkärung wirlich Not! Es müßte anfangen in den Schwangerschaftsvorbereitungskursen, weitergehen bei den Vorsorgeuntersuchungen, während des Krankenhausaufenthaltes auf der Wöchnerinnenstation (es hat mich niemand auf eventuelle Probleme angesprochen, obwohl ein Blinder hätte erkennen können, daß ich welche hatte) bis hin zur Nachsorgeuntersuchung. Mehr als ein ‚Na, wie geht's? – Gut? OK!' war nie drin.“ *(Ina)*

„Während des ersten Jahres wurde ich behandelt wie eine psychisch Kranke, ohne näher auf die Zusammenhänge mit der Geburt einzugehen oder mir das Gefühl zu geben, daß ich nicht alleine auf dieser Welt mit dieser Krankheit dastehe. Ich denke, daß dieses Thema weiterhin an die Öffentlichkeit gebracht werden müßte. Nach wie vor ist es eines der großen Tabu-Themen dieser Gesellschaft. Betroffene Frauen und ihre Angehörigen stehen ratlos vor dem Problem der postnatalen Depression und werden auch von Ärzten und Fachkräften nicht ausreichend informiert. Es muß möglich gemacht werden, daß über dieses Thema geredet wird. Sicherlich können Selbsthilfegruppen einen Beitrag dazu leisten, an die Öffentlichkeit zu gehen, wie dies in der letzten Zeit bereits geschehen ist. Letztendlich aber müßte auch im Gesundheitswesen einiges geändert werden, angefangen bei der Ausbildung von Ärzten und Hebammen, wo dieses Thema aufgegriffen werden müßte, wie auch in den Betreuungsstätten, in denen Mütter gemeinsam mit ihren Kindern aufgenommen und behandelt werden können. *(Bettina)*

„Gewünscht hätte ich mir mehr Aufklärung durch meinen Frauenarzt oder die Hebamme, die ja eigentlich durch ihre Erfahrung mehr hätten erkennen müssen. Hilfe hätte ich mir mehr vom Hausarzt gewünscht, z.B. Hinweise auf entsprechende Literatur, Selbsthilfegruppen etc. Ich

habe das alles mühsam selbst recherchiert! Auch in den gängigen Zeitschriften, die sich rund um Geburt und Kinderkriegen drehen, sollte das Thema verstärkt aufgegriffen werden. Beim Frauenarzt könnte eine Liste mit Literaturempfehlungen und mit Hinweisen auf bestehende Selbsthilfeorganisationen hängen. Leider gibt es noch sehr große Lücken in diesem Bereich.“ *(Nicole)*

„Es wäre schon gut im voraus, also während der Schwangerschaft, von der Möglichkeit dieser Erkrankung zu erfahren. Wir alle, die ganze Familie, wußten überhaupt nicht, was da mit mir geschieht. Wir haben alle noch nie etwas von der postnatalen Depression gehört, obwohl wir uns gut auf die Entbindung und auf das Baby vorbereitet hatten, Bücher gelesen und Kurse besucht haben, ist uns diese Erkrankung nie begegnet. Was auch sehr wünschenswert wäre: Eine Möglichkeit der stationären Unterbringung von Mutter und Kind im Krankheitsfalle. Auch hatte ich das Gefühl, daß keiner der Fachärzte sich wirklich zuständig fühlte, weder der Gynäkologe noch der Psychiater, noch wurden wir an weitere Fachleute verwiesen.“ *(Cornelia)*

Wie ein roter Faden ziehen sich die Forderungen nach pränataler Aufklärung und postnataler Nachsorge durch die unzähligen Briefe, die ich von Frauen erhalten habe und durch die vielen Gespräche, die ich mit betroffenen Müttern geführt habe. Wo setzt die Aufklärung an? Frauen können nur dann ausreichend informiert werden, wenn die entsprechenden Fachleute ein grundlegendes Wissen über die Zusammenhänge der postnatalen Depression besitzen. Dazu die die Diplom-Pädagogin Birgit Sauer:

„Viele Fachkräfte haben bislang ein unzureichendes Wissen über die postpartale bzw. postnatale Problematik. Dies hat Konsequenzen für den Umgang mit betroffenen Frauen und die Behandlungsformen, die sie erfahren. Aus diesem Grund ist es unerläßlich, daß alle Fachkräfte, die (potentiell) mit betroffenen Frauen in Berührung kommen, z. B. Hebammen, Gynäkologen, Kinderärzte, Geburtsvorbereiterinnen, Stillberaterinnen, Psychotherapeuten etc., schon in der Ausbildung ein Wissen über dieses Krankheitsbild erwerben bzw. sich ein solches aneignen in Form von berufsbegleitenden Weiterbildungen.

Ich will die Notwendigkeit und Wichtigkeit dieser Maßnahmen am Beispiel der Hebammen verdeutlichen. Seit Oktober 1994 führe ich selbst Fortbildungen für freie Hebammen zur Krise post partum durch. Auch an zwei Hebammenschulen ist dieses Thema mittlerweile Bestandteil der Ausbildung, und ich hoffe, daß es irgendwann überall ein fester Ausbildungsteil sein wird.

Gerade die Hebammen haben die Gelegenheit, ein Vertrauensverhältnis zu den von ihnen betreuten Frauen aufzubauen, so daß sie sich für betroffene Frauen als erste Gesprächspartnerin anbieten. Häufig kennt die Hebamme die Frau schon während der Schwangerschaft, so daß ihr eine Veränderung nach der Entbindung umso deutlicher auffällt. Zudem ist der Kontakt zwischen Hebamme und Frau zeitlich intensiver und emotionaler geprägt als der zu einem (zumeist männlichen) Arzt.

In der Fortbildung erwerben die Hebammen Kenntnisse über die verschiedenen Erscheinugsformen der Krankheit, ihre Symptome, Ursachen sowie den Verlauf, was sie in die Lage versetzen soll, diese Krankheiten frühzeitig zu erkennen, bevor der Zustand chronisch wird oder sich verschlimmert. Durch ihr Fachwissen kann die Hebamme die Situation häufig schon einschätzen und behutsam selbst ansprechen, wenn die betroffene Frau selbst, ihr Partner oder andere Angehörige zwar merken, daß ‚etwas nicht stimmt', aber das Problem noch nicht richtig benennen können. Ein weiterer Bestandteil der Fortbildungen ist die Vermittlung von Gesprächstechniken und Umgangsweisen mit betroffenen Frauen. Durch die Art des Zuhörens und einfaches ‚Dasein' kann die Hebamme das Gesprächsklima so beeinflussen, daß die depressive Frau in ihr jemanden findet, dem sie sich anvertrauen kann. Ein solches Gespräch schafft die Möglichkeit, sich mal auszusprechen, Schuldgefühle und Ärger auszudrücken. Es gibt der Frau Gelegenheit, sich selbst klarer zu werden über negative Gefühle und Empfindungen, die sie beschäftigen, und die unbewältigten Probleme im Gespräch mit einem anderen Menschen zu strukturieren und zu bewältigen. Die Hebammen lernen, wie sie eine akzeptierende und wohlwollende Gesprächsatmosphäre schaffen können, die es den Müttern erleichtert, ihre Probleme anzusprechen, ohne sich verurteilt und abgestempelt zu fühlen. Dies wird durch das ohnehin schon bestehende Vertrauensverhältnis nochmals gefördert. Die Hebamme kann dann auch Informationen über die Krankheit weitergeben, der Frau vermitteln, daß sie nicht alleine von diesen Problemen betroffen ist, und sie zur Inanspruchnahme weiterer Hilfen motivieren. Dies ist umso wichtiger, je schwerer das Krankheitsbild ist. Hier kann die Hebamme Informationen darüber geben, welche medizinischen, therapeutischen und sonstigen Hilfsmöglichkeiten im Umfeld wahrgenommen werden können; gegebenenfalls kann sie aber auch solche Maßnahmen selbst einleiten, wenn eine akute Gefährdung der Frau besteht und diese nicht mehr in der Lage ist, eigene Initiative zu ergreifen. Dies sollte aber möglichst nur mit dem Einverständnis der Frau geschehen.

Die Rolle der Hebamme darf jedoch auch nicht überschätzt werden. Ich verstehe ihre Funktion eher als „Schaltstelle". Es kann nicht von der Hebamme erwartet werden, die langfristige Betreuung einer betroffenen Frau selbst zu übernehmen, aber sie sollte in der Lage sein, die Krankheit frühzeitig zu erkennen, so daß in vielen Fällen eine Verschlimmerung verhindert werden kann. Sie kann sich als Gesprächspartnerin anbieten und ihr hilfreich zur Seite stehen sowie eine betroffene Frau informieren, wo sie weitergehende adäquate Hilfe und Unterstützung findet."

Die Aufklärungsarbeit sollte auch in den Geburtsvorbereitungskursen einen festen Platz einnehmen. Dabei geht es nicht darum, Schwarzfärberei zu betreiben, sondern um eine sachliche und objektive Darstellung über Ursachen und mögliche Reaktionsweisen. Alle Frauen sollten eine zusätzliche Info-Broschüre erhalten, auf die sie im Notfall zurückgreifen können.

Die erforderliche Aufklärung muß verstärkt von den vielfältigen Zeitschriften und Handbüchern geleistet werden, die sich allgemein mit Fragen der Schwangerschaft, Geburt, Mutter- bzw. Elternschaft beschäftigen. Gerade in diesem Bereich ist häufig eine verherrlichende Tendenz der Mutterrolle zu beobachten.

Neben den notwendigen Vorinformationen, die von fachlicher Seite bereitgestellt werden müssen, stellt die postnatale Betreuung ein weiteres großes Aufgabengebiet dar. Die übliche Routineuntersuchung erfolgt nach sechs Wochen. Aber zu diesem Zeitpunkt muß eine postnatale Depression noch nicht unbedingt vorliegen, zumindest nicht in dem Maße, daß sie von einer Frau als solche wahrgenommen wird. Deshalb bedarf es dringend einer Verlängerung der ärztlichen postnatalen Pflege: Es muß eine weitere Nachuntersuchung nach drei bis sechs Monaten post partum zur gängigen Praxis gehören, die darauf abzielt, Frauen mit PND zu erkennen und entsprechende Hilfsmaßnahmen einzuleiten, bevor sich die Depression festsetzt. Von Dr. J. L. Cox wurde in diesem Zusammenhang ein Fragebogen ausgearbeitet, der unter Wissenschaftlern als die „EPDS" (Edinburgh Postnatal Depression Scale) bekannt geworden ist.[28] Ein gezielter Fragenkatalog, den alle

Frauen nach der Geburt ihres Kindes erhalten, kann ein Weg sein, um eine mögliche PND im Frühstadium zu diagnostizieren.

Wenn man das Spektrum der postnatalen Depression in allen Aspekten erfassen will, muß die interdisziplinäre Zusammenarbeit zwischen Gynäkologie und Psychiatrie ausgebaut und forciert werden. Zur Zeit läßt diese Form der fachlichen Koordinierung zu wünschen übrig.

Für schwer verlaufende Depressionen und Psychosen stellt die postnatale Klinik nach englischem Vorbild, in der ausschließlich Mütter zusammen mit ihren Kindern (ohne Altersbeschränkung) betreut werden, einen Ausblick für die nahe Zukunft dar. Öffentliche wie staatliche Stellen dürfen nicht mehr übersehen, daß ein großer Bedarf besteht, der gedeckt werden muß. Desgleichen sollte die Einrichtung einer ambulanten Tages- oder Hauspflege in Erwägung gezogen werden, um in bestimmten Fällen eine Behandlung zu Hause zu ermöglichen.

Im Rahmen der postnatalen Betreuung sind auch sämtliche Beratungsstellen bedeutsam, die sich speziell an Mütter bzw. Eltern werden: Pekip-Gruppen, Mütterzentren, Stillgruppen u.a. Die Beratung für Mütter mit postnatalen Problemen sollte in ihrem breitgefächerten Programm einen festen Raum einnehmen. In diesem Sinne dienen die Beratungsstellen der Begleitung, Unterstützung und Information. Sie ersetzen keine (falls notwendig) Therapie. Manche Organisationen haben allerdings auch hauseigene Therapeuten.

Es ist Zeit zu handeln. Zuviele Frauen, die an der postnatalen Depression leiden, werden ihrem Schicksal überlassen. Die hier gestellten Forderungen dürfen keine Utopie bleiben. Es sind reale Ansprüche, die sich aus realen Bedingungen ergeben. Und warum sollte in Deutschland unmöglich sein, was in anderen Ländern schon länger zum ganz normalen Alltag gehört?

Die postnatale Krise kann eine schlimme Erfahrung sein, die keine Frau nochmals durchleben möchte. Und dennoch gelingt es etlichen Frauen, ihr im nachhinein auch eine positive Seite abzugewinnen. Deswegen möchte ich Ihnen zum Schluß ein paar mutmachende Worte mit auf den Weg geben:

„Ich versuche inzwischen, die Dinge lockerer anzugehen, Situationen zu akzeptieren und nicht immer die Fehler bei mir zu suchen. Eine Depres-

sion, egal auf welchen Hintergründen sie basiert, bietet enorme Entwicklungsmöglichkeiten. Ich lebe heute wesentlich bewußter und intensiver und kann die Liebe zu meinen Kindern wieder grenzenlos spüren. Auch die Beziehung zu meinem Mann hat sich verändert. Ich habe in ihm einen wirklichen Partner und Freund gefunden, der zu mir steht." *(Kerstin)*

„Diese Krise nach der Geburt meines ersten Kindes hat mich reifer und selbstbewußter gemacht. Ich gehe ganz anders mit dem Thema Depressionen um. Ich bin sensibler geworden für meine Umwelt, für Menschen, die an diesem Punkt Schwierigkeiten haben. Durch diese Krise bin ich neu dankbar geworden für vieles, was mir zuvor so selbstverständlich war. Ich konnte mich selbst besser kennenlernen, das heißt mir wurde klar, ich bin nicht die Mutter, die ich mir vor der Geburt meines ersten Kindes immer ausgemalt habe. Ein verändertes Selbstbild. Durch die Krise ist die Beziehung zu meinem Mann gewachsen." *(Barbara)*

„An andere Frauen möchte ich vor allem meine Erfahrung weitergeben, daß es auf keinem Fall etwas bringt, eine Kurzschlußhandlung zu begehen, sondern es lohnt sich, auf Besserung zu hoffen und auch selbst daran zu arbeiten. Depressionen sind eine schwere Erkrankung und kein ‚Charakterfehler'. Macht Euch nicht auch noch Selbstvorwürfe, sondert fordert Hilfe ein und nehmt sie an. Habt auch nicht zu hohe Idealvorstellungen von Euch als Mutter!" *(Martina)*

„Frauen bzw. Müttern möchte ich mit auf den Weg geben: Sucht Euch eine Person, der Ihr vertraut, die Eure Ängste und Sorgen versteht und die Euch ernst nimmt. Die Euch immer wieder Mut macht und Euch nicht verunsichert. Es ist niemand von Geburt an Mutter und hat die Weisheit gepachtet. Man kann lernen, das Leben mit Kind neu einzurichten. Auch wenn es etwas länger dauert. Sprecht mit anderen Müttern, und wenn sie Euch nicht genug Sicherheit geben können, dann sucht Euch professionelle Hilfe beim Arzt oder Psychologen. Du bist keine Rabenmutter, weil Du nicht so glücklich bist wie die Muttis in der Werbung. Nur Mut!" *(Iris)*

Kinder sind ein Geschenk. Doch jedes Geschenk muß auch ausgepackt werden, manchmal mühsam Blatt für Blatt.

Anhang

Die befragten Frauen

Die Angaben beziehen sich auf den Zeitpunkt der Befragung. Die postnatale Krise entwickelte sich jeweils direkt im Anschluß oder im weiteren Verlauf des ersten Jahres nach der Geburt des Kindes.

Angelika, 26 Jahre, Erzieherin, verheiratet, zwei Töchter (4 Jahre und 1 Jahr), Depression nach dem ersten Kind, heute Hausfrau und Mutter, Aufbau einer Selbsthilfegruppe, Infoabende und „Telefonnothilfe" zur PND.

Anke, 33 Jahre, Ärztin, verheiratet, eine Tochter (2), ein Sohn (10 Monate), Depression nach dem ersten Kind, teilweise wieder berufstätig.

Annette, 30 Jahre, Wirtschaftsassistentin, verheiratet, eine Tochter (3), ein Sohn (3 Monate), Depression nach dem ersten Kind, heute Hausfrau, engagiert sich für die Selbsthilfegruppen zur PND.

Barbara, 31 Jahre, Buchhändlerin/Verlagskauffrau, verheiratet, ein Sohn (5), eine Tochter (2), Depression nach dem ersten Kind, erfolgreiche Progesteron-Therapie als präventive Maßnahme bei der Geburt des zweiten Kindes, engagiert sich in Sachen PND: Vorträge, Artikel, Selbsthilfegruppe.

Bettina, 31 Jahre, Werbekauffrau, verheiratet, ein Sohn (4), Wochenbettpsychose und anschließende Depression, heute Hausfrau.

Cornelia, 31 Jahre, medizinische Betriebswirtin, ein Sohn (16 Monate), erwartet das zweite Kind, z. Zt. im Erziehungsurlaub, engagiert sich für Frauen mit PND.

Dagmar, 36 Jahre alt, Kauffrau, verheiratet, eine Tochter (5), ein Sohn (2), Depression nach dem ersten Kind, Hausfrau.

Eva, 36 Jahre, Dipl.-Betriebswirtin, verheiratet, zwei Töchter (10 und 8 Jahre), einen Sohn (2), Depression nach allen drei Kindern, heute Hausfrau.

Evelyn, 31 Jahre, Bankkauffrau, verheiratet, zwei Töchter (6 und 2 Jahre), Depression nach der Geburt der zweiten Tochter, z.Zt. Hausfrau, engagiert sich für den Aufbau von PND-Selbsthilfegruppen.

Fiona, 30 Jahre, Dipl.-Betriebswirtin, verheiratet, eine Tochter (3), ein Sohn (1), Depression nach dem ersten Kind, Mitbegründerin des Vereins „Schatten & Licht – Krise nach der Geburt".

Franziska, 36 Verwaltungsangestellte, verheiratet, eine Tochter (9), berufstätig, engagiert sich für PND-Selbsthilfegruppen, Mitbegründerin des Vereins „Schatten & Licht – Krise nach der Geburt".

Gaby, 35 Jahre, Grundschullehrerin, verheiratet, zwei Töchter (4 und 2 Jahre), Wochenbettpsychose nach dem zweiten Kind, derzeit im Erziehungsurlaub, Ansprechpartnerin für betroffene Frauen.

Heidi, 28 Jahre, Krankenschwester, verheiratet, eine Tochter (2), erwartet das zweite Kind.

Ina, 31 Jahre, Vorstandssekretärin, verheiratet, eine Tochter (2), Depression direkt im Anschluß an die Geburt, teilweise als Sekretärin wieder tätig.

Inka, 45 Jahre, Sozialpädagogin, ein Sohn (15), Wochenbettpsychose mit anschließender Depression, Kind lebt seit 1983 beim Vater, der das Sorgerecht hat, Scheidung 1986, seit 1984 Leitung einer Kindertagesstätte, engagiert sich in der PND-Selbsthilfegruppe, Info-Veranstaltung für Hebammen.

Iris, 32 Jahre, Arzthelferin/Laborantin, ein Sohn (3), engagiert sich in PND-Selbsthilfegruppen, Mitbegründerin des Vereins „Schatten & Licht – Krise nach der Geburt".

Bernd, 28 Jahre, Schreiner, Ehemann von Iris, unterstützt deren Aktivitäten.

Johanna, 34 Jahre, Industriekauffrau, verheiratet, eine Tochter (3), heute als Bürogehilfin tätig.

Karin, 36 Jahre, Fremdsprachenkorrespondentin, verheiratet, eine Tochter (4), heute Hausfrau und Mutter.

Kerstin, 30 Jahre, Lehrerin und Reitpädagogin, verheiratet, eine Tochter (7), ein Sohn (3), Depression nach dem zweiten Kind, heute wieder im Beruf, bietet Erfahrungsaustausch für Frauen an, auch im Rahmen heilpädagogischen Reitens.

Marion, 30 Jahre, Krankenschwester, verheiratet, eine Tochter (4), Weiterbildung zur Stationsschwester, teilweise berufstätig.

Martina, 36 Jahre, Dipl.-Kauffrau, verheiratet, ein Sohn (3), jetzt Hausfrau, engagiert sich für PND-Selbsthilfegruppen, organisiert Info-Veranstaltungen.

Melanie, 33 Jahre, Verwaltungsangestellte, verheiratet, ein Sohn (3), erwartet das zweite Kind, heute Hausfrau.

Michaela, 36 Jahre, Redaktionsassistentin, verheiratet, ein Sohn (18 Monate), halbtags wieder berufstätig, engagiert sich privat und im Beruf für Frauen mit PND.

Monika, 28 Jahre, Dipl.-Betriebswirtin, verheiratet, ein Sohn (17 Monate), halbtags wieder berufstätig.

Nicole, 31 Jahre, Angestellte, seit vier Jahren geschieden, eine Tochter (7), betreibt heute ein Geschäft für Baby- und Kinderbekleidung.

Stefanie, 33 Jahre, Arzthelferin, verheiratet, eine Tochter (3), eine Fehlgeburt, Depressionen sowohl nach der Geburt des ersten Kindes als auch nach der Fehlgeburt, z. Zt. Haufrau und Mutter.

Susanne, 29 Jahre, Krankenschwester, verheiratet, ein Sohn (2 Jahre), teilweise wieder berufstätig.

Ute, 42 Jahre, Erzieherin, verheiratet, zwei Töchter (18 u. 14 Jahre), starke Depressionen vor 18 Jahren nach der Geburt des ersten Kindes, leichtere Depressionen nach der Geburt des zweiten Kindes, Hausfrau u. Mutter, ehrenamtl. Tätigkeiten.

Wichtige Adressen

Deutschland:
Schatten & Licht – Krise nach der Geburt e.V
Bianca Dietrich, In den Bellen 6, 67360 Lingenfeld,
06344/939173
(Vermittelt Fachleute, Kliniken, Selbsthilfegruppen)

La Leche Liga Deutschland e.V. (Stillgruppen)
Postfach 65 00 96, 81241 München

Arbeitsgemeinschaft freier Stillgruppen (Afs)
Bundesverband e.V., Postfach 11 12, 76141 Karlsruhe

Bund freiberuflicher Hebammen Deutschlands e.V.
Am Bahnhof 1, 35460 Staufenberg

Bund Deutscher Hebammen e.V.
Postfach 17 24, 76006 Karlsruhe, 0721/26497/98
(vermittelt Adressen der einzelnen Landesverbände)

Berufsverband Deutscher Psychologen (BDP)
Heilsbachstr. 20–24, 53123 Bonn
(vermittelt Therapeuten, Patienten-Informationsdienst:
02 28/74 66 99)

AKF – Arbeitskreis Frauengesundheit in Medizin, Psychotherapie und Gesellschaft e.V.
Hindenburgstr. 1 a, 32257 Bünde
05223/188320

MenschensKind – Beratungsstelle für Eltern mit Säuglingen und Kleinkindern
Elsässer Straße 27 a, 22049 Hamburg
040/6520012

Nakos – Nationale Kontakt- und Informationsstelle zur Anregung und Unterstützung von Selbsthilfegruppen,
Albrecht-Achilles-Str. 65, 10709 Berlin

Universitätsklinikum (Charité), Abtlg. Psychosoziale Frauenheilkunde
Schumannstr. 21–22, 10117 Berlin

Sozialpsychologisches Zentrum für Mutter und Kind,
Mütterhaus Berlin, Anna-Ebermann-Str. 26, 13053 Berlin

Arbeitskreis „Frauen in der psychosozialen Versorgung"
Silke Gipp, Liebigstr. 22, 04103 Leipzig

Notmütterdienst, Familien- und Altenpflege eV
Sophienstr. 28, 60487 Frankfurt/Main, 069/77 66 11 und 069/77 90 81
(vermittelt Ersatzmütter für die Zeit des Wochenbetts)

Mütterzentren-Bundesverband eV
Müggenkampstr. 16, 20257 Hamburg, 040/49 41 56

Gesellschaft für Geburtsvorbereitung, Bundesverband eV
Postfach 22 01 06, 40608 Düsseldorf, 0211/25 26 07

Paritätisches Bildungswerk, Bundesverband eV
Lyoner Str. 34, 60528 Frankfurt/Main, 069/66 92–26 76

Pro Familia, Bundesverband
Stresemannallee 3, 60596 Frankfurt/Main, 069/63 90 02

Österreich:
La Leche Liga (Stillgruppen), Postfach, 6500 Landeck

Hebammenverband
c/0 Dorothea Rüb, Rosensteingasse 82/1, 1170 Wien, 0222/450 25 29

Eltern-Kind-Zentrum
Herrengasse 30, 5020 Salzburg, 06 62/84 25 91–5 65

Eltern-Kind-Zentrum
Adamgasse 4, 6020 Innsbruck, 05 12/58 19 97

Berufsverband österreichischer Psychologinnen und Psychologen
Garnisonsgasse 1, 1090 Wien

Schweiz:
La Leche Liga (Stillgruppen)
Postfach 197, 8053 Zürich, 01/9 10 96 59

Schweizerischer Hebammenverband, Zentralsekretariat
Flurstr. 26, 3000 Bern 22, 031/3 32 63

Schweizerische Vereinigung der Mütterberatungsstellen
Seehofstr. 15, Postfach 173, 8024 Zürich

Föderation der Schweizer Psychologinnen und Psychologen (FSP)
Cäcilienstr. 26, 3000 Bern 14

Anmerkungen

1) „Postnatale" Depression bedeutet Depression nach der Geburt (lat. post = nach, natus = Geburt, geboren). Diese Bezeichnung ist in der Populärliteratur gebräuchlicher, in der Wissenschaft wird häufiger von der „postpartalen" Depression (lat. partus = Niederkunft, Entbindung) gesprochen. Der Unterschied besteht darin, daß sich „postnatal" auf die nachgeburtliche Phase des Kindes bezieht, während „postpartal" Bezug nimmt auf die nachgeburtliche Phase der Mutter.
2) Thurer, S., vgl. Lit., S. 31
3) Thurer, S., vgl. Lit., S. 426
2) Sneddon, J., vgl. Lit., S. 104
5) Kitzinger,S., vgl. Lit., S. 127
6) Die Vertreter der atypischen Depression meinen, daß Frauen, die vor ihrer Schwangerschaft bereits eine Depression im klassischen Sinne durchlebt haben, im ersten Jahr nach der Geburt des Kindes einen Rückfall bekommen. Das heißt, daß sie dann wieder die Kennzeichen einer typischen Depression zeigen.
7) Dunnewold, A./Sanford, D., vgl. Lit., S. 32 ff
8) Schneider, R., vgl. Lit., S. 137
9) Marcé, L.V., vgl. Lit.
10) Burak,C./Remington, M., vgl. Lit., S. 202
11) Herz, E. K., vgl. Lit., S. 71
12) Scarf, M., vgl. Lit., S. 146
13) Dalton, K., Mütter nach der Geburt, S. 100–118
14) Dalton, K., Mütter nach der Geburt, S. 124
15) Rohde, A./Marneros, A., vgl. Lit., S. 175–180
16) Nijs, P., vgl. Lit., S. 171
17) Welburn,V., vgl. Lit., S. 207
18) Dunnewold, A./Sanford, D., vgl. Lit., S. 69-71
18) Bullinger, H., vgl. Lit., S. 48
19) Kitzinger, S., vgl. Lit., S. 194 f
20) Bullinger, H., vgl. Lit., S. 48
21) Cowan, C.P./Cowan, P.A., vgl. Lit., S. 132 ff
22) Dix, C., vgl. Lit, S. 168
23) Greist, J.H./Jefferson, J.W., vgl. Lit., S. 105

24) Hartmann, H.P., vgl. Lit., S.27
25) Dunnewold, A./Sanford, D., vgl. Lit., S. 209–211
26) Hartmann, H.P., vgl. Lit., S.2–3, S.5–6
27) Dalton, K., Progesterone prophylaxis, vgl. Lit., S.447–450;
Dalton, K./Holton,W., Premenstrual syndrome, vgl.Lit., S.450–453
28) Cox, J.L./Holden, J.M./Sagovsky, R., vgl. Lit., S.780–786

Literaturverzeichnis

Barnett, B.: Postnatal depression or ‚failure – to – thrive' mothers. In: Modern Medicine of Australia, 1990, S. 60–72

Barth, R./Warren, B.: Zur Förderung einer positiven Beziehung zwischen Eltern und Kind – ein Beratungsangebot für Familien mit Säuglingen und Kleinkindern in Sydney. In: Prax. Kinderpsychol. Kinderpsychiat., 42 (1993), S. 339-345

Beck-Gernsheim, E.: Mutterwerden – der Sprung in ein anderes Leben. Frankfurt/M.: Fischer 1989

Blume, A./Bopp, A.: Das erste Jahr. Das umfassende Handbuch für die junge Familie. München: Kösel 1993

Benkert, O.: Psychopharmaka. Medikamente, Wirkung, Risiken. München: Beck 1995

Brockington, I. F./Martin, C./Brown, G. W./Goldberg, D./Margison, F.: Stress and puerperal Psychosis. In: British Journal of Psychiatry, 157 (1990), S. 330–334

Bruns-Pfersdorf, S.: Wenn die Seele Hilfe braucht. Therapieformen im Überblick. Niedernhausen/Ts.: Falken 1995

Bullinger, H.: Wenn Paare Eltern werden. Reinbek bei Hamburg: Rowohlt 1994

Burak, C./Remington, M.: Tod in der Wiege. Warum hat Michele Remington ihr Baby umgebracht? München: Heyne 1996

Cadalbert-Schmid, Y.: Sind Mütter denn an allem schuld? 5. Aufl., München: Kösel 1994

Cowan, C. P./Cowan, P. A.: Wenn Partner Eltern werden. Der große Umbruch im Leben des Paares. München: Piper 1994

Cox, J. L.: Postnatal Depression. A guide for health professionals. Edinburgh: Churchill Livingston 1986

Cox, J. L./Holden, J. M./Sagovsky, R.: Detection of postnatal depression. Developement of the 10- item Edinburgh Postnatal Depression Scale. In: British Journal of Psychiatry, 150 (1987), S. 780–786

Dalton, K.: Mütter nach der Geburt. Wege aus der Depression. 2. Aufl., Frankfurt/M.: Fischer 1992

Dalton, K.: Progesterone prophylaxis for postnatal depression. In: Internationale Zeitschrift für Pränatale und Perinatale Psychologie und Medizin, 7 (1995), S. 447–450

Dalton, K./Holton, W.: Premenstrual syndrome and postnatal depression. In: Internationale Zeitschrift für Pränatale und Perinatale Psychologie und Medizin, 7 (1995), S. 450–453

Dix, C.: Depressionen nach der Geburt. Hilfe für Mütter (und Väter). Zürich: Kreuz 1987

Dörpinghaus, E.: Mütter zwischen Familie und Beruf. München: Knaur 1994

Dowling, C.: Befreite Gefühle. Neue Wege aus Depression, Angst und Abhängigkeit. Frankfurt/M. 1994

Dunnewold, A./Sanford, D.: Postpartum survival guide. „It wasn't supposed to be like this." Oakland: New Harbinger Publications, Inc. 1994

Gloger-Tippelt, G.: Schwangerschaft und erste Geburt: Psychologische Veränderungen der Eltern. Stuttgart, Berlin: Kohlhammer 1988

Gmür, P.: MutterSeelenAllein. Erschöpfung und Depression bei Müttern von Kleinkindern. Zürich: pro juventute 1995

Gödtel, R.: Seelische Störungen im Wochenbett. Stuttgart, New York: Gustav Fischer 1979

Greist, J. H./Jefferson, J. W.: Depression. Was man darüber wissen sollte und was man dagegen tun kann. München: Beck 1995

Hamilton, J. A./Harberger, P. N. (Hg.): Postpartum psychiatric illness. A picture puzzle. Philadelphia: University of Pennsylvania Press 1992

Harberger, P. N./Berchtold, N. G./Honikman, J. I.: Cries for help. In: Hamilton, J. A./Harberger, P. N. (Hg.): a. a. O., S. 40–60

Harris, B./Johns, S./Fung, S./Thomas, R./Walker, R./Read, G./Riad-Fahmy, D.: The hormonal environment of postnatal depression. In: British Journal of Psychiatry, 154 (1989), S. 660–667

Harrison, M.: Das prämenstruelle Syndrom. München: Frauenoffensive 1985

Hartmann, H.-P.: Mutter-Kind-Behandlung in der Psychiatrie. Erscheint voraussichtl. Ende 1996 in: Psychiatrische Praxis.

Herz, E.K.: Prediction, recognition and prevention. In: Hamilton, J.A./ Harberger, P.N. (Hg.): a.a.O., S.60–89
Kitzinger, S.: Das Jahr nach der Geburt. Ein Überlebenshandbuch für Mütter. München: Droemer Knaur 1995
Kumar, R./Robson, K.M.: A prospective study of emotional disorders in childbearing women. In: Brit. J. Psychiat., 144 (1984), S.35–47
Leipold, G.: Postnatale Depression. Ursachen und Behandlung. Düsseldorf: Econ 1988
Lothrop, H.: Das Stillbuch. 20. Aufl., München: Kösel 1995
Marcé, L.V.: Traité de la folie des femmes enceintes, des nouvelles accouchées et des nourrices. Paris: J.B. Baillière et fils 1858
Matakas, F.: Wochenbettpsychose. Stationäre Behandlung von Mutter und Kind. IN: Spektrum, 3 (1985), S.148-150
Merz, M.: Die Erschöpfungsdepression bei der Mutter von Kleinkindern. In: Schweizerische Ärztezeitung. 68 (1987), S. 1779–1784
Minker, M.: Hormone und Psyche. Im Wechselbad der Gefühle. München: Kunstmann 1990
Nairne, K./Smith, G.: Depression. Frauen bewältigen ihren Alltag. Zürich: Unionsverlag 1984
Nijs, P.: Die Frau post partum – Psychologie des Wochenbetts. In: Kongreßbände der Seminarkongresse für psychosomatische Probleme in der Gynäkologie und Geburtshilfe. Berlin, Heidelberg: Springer 1986, S.169–182
Nußbaum, M.: Wie und wo soll unser Baby zur Welt kommen? Freiburg: Herder/spektrum 1995
O'Hara, M.W.: Postpartum Depression. Causes and Consequences. New York: Springer Verlag 1995
O'Hara, M.W./Schlechte, J.A./Lewis, D.A./Varner, M.W.: Controlled prospective study of postpartum mood disorders: psychological, environmental, and hormonal variables. In: Journal of Abnormal Psychology, 100 (1991), S.60–73
Pauleikhoff, B.: Seelische Störungen in der Schwangerschaft und nach der Geburt. Ihre Häufigkeit, Entstehung, lebensgeschichtliche Problematik, Diagnose, Prognose und Therapie. Stuttgart: F. Enke 1964
Preuschoff, G.: Ich weiß nicht, wo mir der Kopf steht. Hilfe für gestreßte Mütter. München: Kösel 1993

Reim, D.: Frauen berichten vom Kinderkriegen. 6. Aufl., München: dtv 1990

Rohde, A./Marneros, A.: Zur Prognose der Wochenbettpsychosen: Verlauf und Ausgang nach durchschnittlich 26 Jahren. In: Nervenarzt, 64 (1993), S. 175–180

Sanders, D.: Frauen und Depressionen. Ursachen und Möglichkeiten zur Selbsthilfe. Düsseldorf: Econ 1987

Sauer, B.: Postpartale Depression. Die Geburt eines Kindes als kritisches Lebensereignis bei Frauen. Münster, Hamburg: Lit 1993

Scarf, M.: Wege aus der Depression. Krisenstationen im Leben von Frauen. München: Mosaik 1986

Schneider, R.: Oh, Baby ... Das hatte ich mir ganz anders vorgestellt. Erfahrungen von Frauen beim ersten Kind. München: Mosaik 1991

Sichtermann, B.: Leben mit einem Neugeborenen. Ein Buch über das erste halbe Jahr. Frankfurt/M.: Fischer 1995

Sneddon, J.: The mother and baby unit: An important approach to treatment. In: Hamilton, J. A./Harberger, P. N., (Hg.): a. a. O., S. 102–114

Susman, V. L./Katz, J. L.: Weaning nad depression: another postpartum complication. In: American Journal of Psychiatry, 145 (1988), S. 498–501

Teusen, G.: Das erste Kind verändert alles. Was Paare wissen müssen. Niedernhausen/Ts.: Falken 1995

Thurer, S.: Mythos Mutterschaft. München: Droemer Knaur 1995

Welburn, V.: Die Krise nach der Geburt. Bergisch Gladbach: Bastei-Lübbe 1981

Wiese, A.: Mütter, die töten. Psychoanalytische Erkenntnis und forensische Wahrheit. München: Fink 1993

Windsor-Oettel, V.: Angst und Selbstwert von Frauen vor und nach der Entbindung in Abhängigkeit von der Entbindungsform. Frankfurt/M.: Lang 1992

Lebenswissen

Gillian Holloway
Der Traumführer – Wege zum Selbst
Fünf Schritte, die Botschaft der Träume zu entschlüsseln
Aus dem Amerikanischen von Bernardin Schellenberger
192 Seiten, Paperback
ISBN 3-451-23694-X

Träume richtig erinnern – lesen – deuten: Ein griffiges, sachkundiges Fünf-Schritte-Programm.

Diane Komp
Liebe reicht ins Land des Schattens
Welche Hoffnung kranke Kinder schenken – Erfahrungen einer Kinderärztin
128 Seiten, Paperback
ISBN 3-451-23613-3

Erfahrungen mit Kindern, die tief berühren: Wie Krisen neue Kräfte freilegen können.

Santuzza Lischi-Coradeschi
Ich war Komplizin meiner Angst
Tagebuch einer Depression
256 Seiten, gebunden mit Schutzumschlag
ISBN 3-451-23142-5

Der atemberaubende Bericht einer ganz „normalen" Frau, die endlich besiegt, was sie selbst zerstört.

Friedrich Graf
Ganzheitliches Wohlbefinden – Homöopathie für Frauen
Ein Begleiter für die wichtigsten Lebensphasen
288 Seiten, Paperback
ISBN 3-451-22681-2

Sanft heilen und gesund bleiben: Ein kompetenter Ratgber für Frauen in allen Lebensphasen, die „natürlich" gesund sein wollen.

HERDER

Leben in der Familie

Cordelia Alber-Klein/Regina Hornberger
Das Bach-Blütenbuch für die Familie
Kinder und Eltern entdecken sich selbst
Mit Farbabbildungen der 38 Bach-Blüten
160 Seiten, Klappenbroschur, ISBN 3-451-23787-3

Ein Buch für alle Eltern, die zusammen mit ihren Kindern positive Erfahrungen in sanfter Gesundheit und bei der Persönlichkeitsfindung machen wollen.

Werner Knubben/Thomas Knubben
Ein Vater, wie er im Buche steht
Entdeckungen für junge Väter
Hrsg. von Thomas Knubben und Werner Knubben
160 Seiten, gebunden mit Schutzumschlag, ISBN 3-451-23755-5

Höhenflüge und Aufregungen der Väter von heute.

Karin Lichtenauer
Mütter sind ganz besondere Frauen
Für alle Muttertage des Jahres
Hrsg. von Karin Lichtenauer
160 Seiten, gebunden, ISBN 3-451-23639-7

Für alle, die einer Mutter eine Freude machen wollen.

Daniela Liebich
Leidenschaftlich schwanger
Neun Monate bewegte Gefühle
160 Seiten, Paperback, ISBN 3-451-23753-9

Gefühle wie auf der Achterbahn: Eigentlich ganz normal, wenn Frau schwanger ist ...

Maja Überle-Pfaff
Großvater ist der Größte
Geschichten und Tips für die neuen Großväter
Hrsg. von Maja Überle-Pfaff
160 Seiten, gebunden mit Schutzumschlag, ISBN 3-451-23643-5

Geschichten von alten und jungen „Opas" machen Lust, selbst so ein richtig toller Großvater zu werden.

HERDER

Psychotherapie

Psychotherapie und religiöse Erfahrung
Hrsg. von Edith Zundel und Pieter Loomans
320 Seiten, gebunden, ISBN 3-451-23135-2
Transpersonale Psychotherapie – alle wesentlichen Ansätze in einer umfassenden praxisorientierten Zusammenstellung.

Gerhard Zarbock
Heilen durch Erfahrung
Einführung in die integrative Verhaltenstherapie – Grundlagen und Anwendungen
160 Seiten, Klappenbroschur, ISBN 3-451-23785-3
Auswege aus Angst und Lebenskrisen: DieVerhaltenstherapie gibt konkret und konzentriert individuelle Hilfen bei der Bewältigung von Problemen.

Petruska Clarkson
Transaktionsanalytische Psychotherapie
Grundlagen und Anwendung - Das Hausbuch für die Praxis
448 Seiten, Paperback, ISBN 3-451-23781-4
„Es dürfte wohl neben den Hauptwerken von Eric Berne das Wichtigste, sicher das Anregendste sein, was TA-Therapeuten derzeit lesen können" (Werner Rautenberg, TA-Lehrtherapeut).

Edith Zundel/Pieter Loomans
Im Energiekreis des Lebendigen
Körperarbeit und spirituelle Erfahrung
336 Seiten, Paperback, ISBN 3-451-23698-2
Körpertherapie und spirituelle Tradition verbinden sich zum ganzheitlichen Ansatz.

Elisabeth Lukas
Geborgensein – worin?
Logotherapeutische Leitlinien zur Rückgewinnung des Urvertrauens
224 Seiten, Paperback, ISBN 3-451-23201
Auf der Suche nach Geborgenheit. Sinnfindung in einer scheinbar sinnlosen Welt.